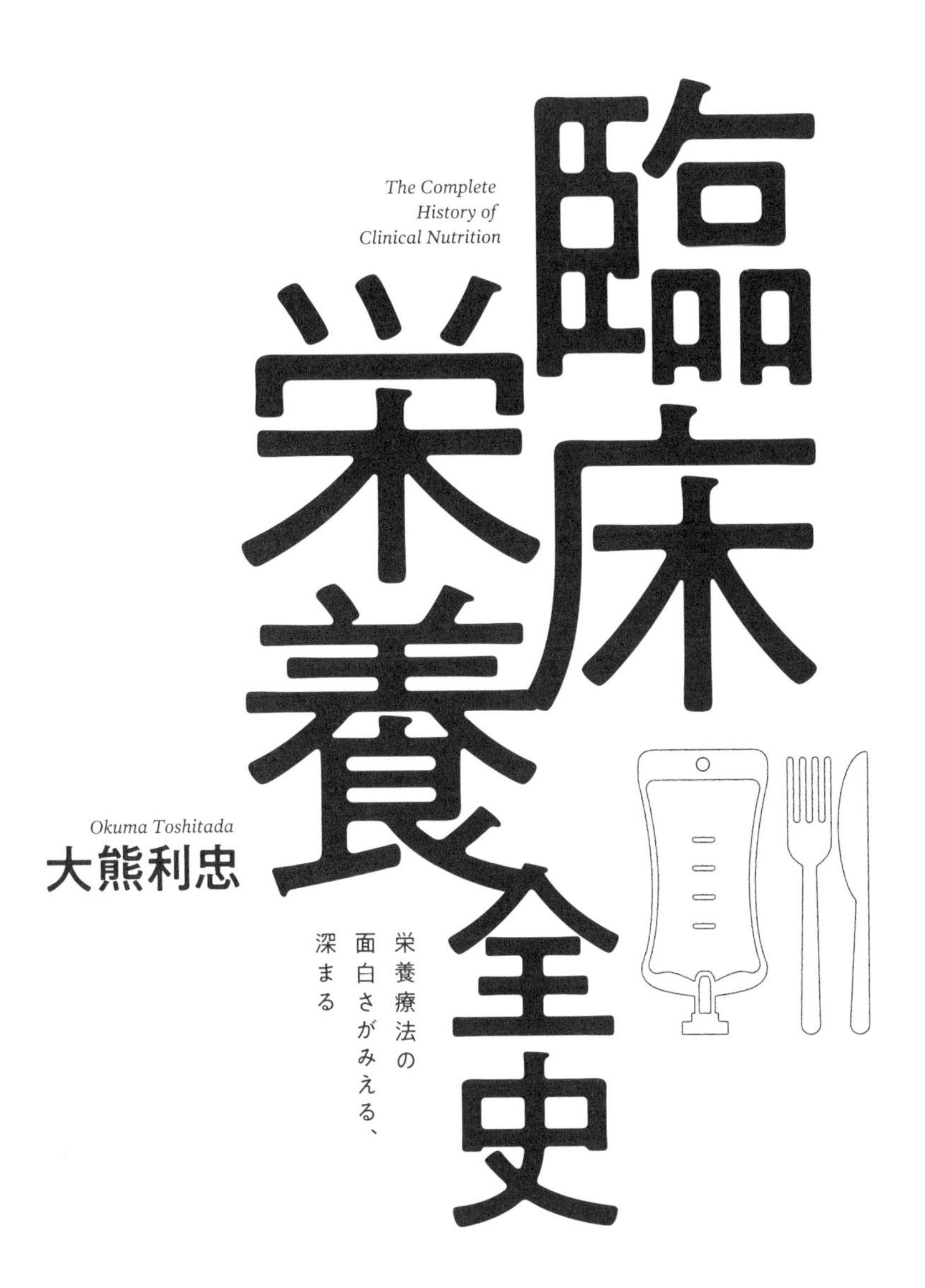

臨床栄養全史

The Complete
History of
Clinical Nutrition

栄養療法の面白さがみえる、深まる

Okuma Toshitada
大熊利忠

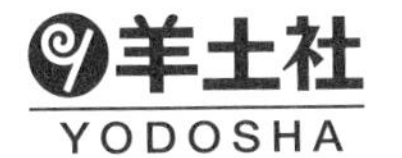

羊土社
YODOSHA

はじめに

「臨床栄養」という言葉は現在専門領域で普通に使われているが、一般には比較的新しい言葉である。「臨床栄養って何をするの？」と聞かれることが多く、世間の人々には未だ馴染みがない。

私が医師として大学の医局に入った１９６７年頃は、栄養管理という概念がそれほど浸透していなかった。輸液製剤にしても生理食塩水、リンゲル液、５％ブドウ糖液、それに10％総合アミノ酸液100mLのガラスアンプル製剤が使用されていた。

経管栄養剤のほとんどは、それぞれの病院の厨房で作られたミキサー食や経管栄養食と呼ばれるもので、それらが一般的に投与されていた。

一方外科領域では、手術手技の進歩とともに次第に侵襲の程度も大きくなり、食道がんの根治術、膵頭十二指腸切除術などリンパ節郭清も広範囲になり「拡大郭清」という言葉まで出現した。さらに心臓血管系の大手術も可能となり、手術侵襲が大きくなるにつれて栄養管理の重要性が認識されるようになり、高カロリー輸液（完全静脈栄養法）の開発によって急速に「臨床栄養」という概念が浸透し、この言葉が使われるようになった。しかし、新しい方法が考案されるとともにその合併症が起きるのも当然のことであり、そのために「栄養管理チーム」すなわち nutrition support team（NST）が発展し、今日の栄養療法の形が形成されてきた。

栄養士においてもこれまでのように厨房にこもって仕事をしている時代ではもはやない。実際に臨床現場に足を運んで患者の状態を観察しないとしっかりした栄養管理ができないという認識が広まり、２００１年９月に管理栄養士としての資格、カリキュラムが大幅に改正された。

学会でも日本栄養・食糧学会をはじめ、日本外科代謝栄養学会や新しくできた日本静脈経腸栄養学会などの発展とともに、それらの学会による専門療法士の認定制度などが確立した。また、厚生労働省によりＮＳＴに対する診療報酬加算も行われ[1]、国を挙げて栄養療法に対する推進がなされ、今日では一種のブームになっていると言っても過言ではない。

それに伴い巷には数多くの栄養管理に関する専門誌が出回っているが、「臨床栄養」に関するまとまった歴史書は未だ目にしない。

新しいことを始めるには、それまでの歴史をしっかりと吟味したうえで次の方向を判断することが重要であると常に言われている。

そこで、私自身の「臨床栄養」に関する歴史的知識を整理するとともに、今後のこの分野の進むべき路を自分なりに考え文章に残しておきたいという思いでコンピューターに向かった。

実を言うと2017年2月『臨床栄養と我が人生』を熊日出版から上梓した。[2] これは私の最初の単独執筆の書籍であったが、未だ言い足りないことがいっぱいある。もう少し纏まったものを作りたいと思ったのが、本書執筆の動機である。皆様のお役に立つことがあれば幸いである。

2019年1月

臨床栄養全史

目次

第7章　ＥＲＡＳプログラムへの取り組み――167

第8章　静注用脂肪乳剤の開発――185

第1章 経腸栄養法の変遷

経腸栄養はなぜ重要なのか

動物は経口摂取ができなくなると生命維持ができない。ヒトの場合もつい70～80年ほど前までは、脳血管障害や事故によって意識がなく経口摂取ができない状態に陥った患者の生命維持は困難であった。しかし、このような状態でも経腸栄養（ＥＮ）だけで何年も生命維持が可能となってきてから半世紀以上が経過している。

この地球上に消化管をもっていない動物は存在しない。最も原始的な腔腸動物ですら、脳やその他の器官はなくても消化管は存在する。すなわち経腸栄養はすべての動物に必須の器官である消化管を用いた、最も重要な栄養管理方法なのである。

古代エジプト・ギリシャ時代

紀元前の古代エジプトやギリシャでは、病人に対して滋養浣腸なるものが施行されていた。紀元前１５５０年、古代エジプトの神官文字で書かれた「Ebers Papyrus」（古代エジプトの医学書）に人工栄養についての最初の記載がある。[3]「Ebers Papyrus」は１８７３～

1874年にゲオルグ・エーベルス（1837～1898年）によってエジプト・ルクソールで購入され、現在はドイツ・ライプチヒ大学の図書館にある[3]。ヘロドトス（BC485年頃～BC420年頃）もエジプト人が健康維持のため習慣として、月3回の滋養浣腸を用いていたことを述べている[4]。これは便通を整える現在の浣腸に通じるものであるとともに、ワインや大麦ブイヨンや肉汁、ミルク、ホエイ（乳清）などを浣腸として直腸に注入し、大腸粘膜から栄養素を吸収することを目的としてなされていた。この経直腸栄養法は、つい70年ほど前まで実際に行われていた。

これについての文献を調べるとペンシルバニア大学の世界的に有名な外科教授ジョナサン・エヴァンス・ローズの論文がある[5]。彼については後ほどゆっくり紹介するが、この論文の内容を少し述べてみよう。

イヌを用いて一つの小腸ループと四つの大腸ループを作成し、カゼイン水解物とペプトン水解物であるアミノ酸混合液と生理食塩水を混ぜて、種々の濃度のアミノ酸混合物を作製し腸管ループ内に注入した。2時間後にループから注入物を取り出し、アミノ酸の吸収状態を観察したところ、アミノ酸の濃度が増加するにつれて吸収率は増加し、小腸では投与アミノ酸の50％が、大腸では25％が吸収された。吸収率はカゼイン水解物よりもペプトン水解物のほうが良好であった。したがってローズは、大腸への注入によって毎日必要量のタンパク質を投与することは可能である、と結論づけている[5]。

このようにこの経直腸栄養投与法は、古代エジプト時代から第二次世界大戦前まで続けられていた。

古代ギリシャの医師であるヒポクラテス（ＢＣ４６０～ＢＣ３７０年）は、コス島に有名な大学を設立した。そこは医学的助言をする場所として、あるいは予後への対応や治療を行うセンターとして機能した。そこで医学を勉強したアスクレピオスは、「The Hippocratic Oath」（ヒポクラテスの誓い）や「Corpus Hippocraticum」（ヒポクラテス全集）を通してヒポクラテスの教えを説明している。ヒポクラテスの医学は、栄養に関する四つの分野の一つである急性疾患に関するレジメなどを専門に研究する医師グループによって実践されていた。そこでは、病気になる前の患者の食事に起因したレジメの重要性に加えて、種々の病気に対する食事のレジメについて述べている。そのレジメには大麦粥、蜂蜜酢、蜂蜜水、そしてワインなどを直腸から投与することが述べられていた[3]。

ちなみにアスクレピオスは、医学のシンボルを表すヘビが巻きついている杖すなわち「アスクレピオスの杖」で有名である。

一般に、適切な食事は身体の知的な幸福をもたらすものであり、それゆえ、特に栄養問題が重要視されてきた。これについてはギリシャ・アテネ大学のスキアダス・ＰＫとラスカラトス・ＪＧの総説がある[6]。この総説は古代ギリシャの哲学者プラトン（ＢＣ４２８～ＢＣ３４８年）の対話集で、現代でも十分通用するコンセプトなのでここに紹介する。

プラトンはBC428年にアテネで生まれ、祖父の名にちなんで「アリストクレス」と名づけられたと言われている。彼は体格がよく肩幅が広かったために「プラトン」（広いという意味）というあだ名がつけられ、その後プラトあるいはプラトンと呼ばれるようになった。プラトンはソクラテス（BC469年頃～BC399年）の薫陶を受けた。プラトンの弟子にはアリストテレス（BC384～BC322年）などがいた。

プラトンはソクラテスの「問答法（弁証法）」に学び、シケリア、フェニキア、エジプトなどを回り、各地の知者や庶民と問答をし、アテネに帰省後のBC387年に「アカデメイア」という学校を開いた。

そこでの対話を後の弟子たちがまとめた対話集の中に、医療に関するもの、特に「食事」についての彼のコンセプトが述べられている。彼の食事に対するコンセプトは「モデラート」（中等度、適当な、控えめな）である[6]。その内容は、次のようなものである。

健康と疾病については、食事の重要性を患者に認識させる。多くの疾病は不健全な食事に起因するし、食事介入はヒトの疾病を治療する共通の手段である。控えめな、そして健康的な食事とは穀類、豆類、ミルク、果物、蜂蜜そして魚を摂ることである。肉や菓子、ワインはほどほどに摂取すべきであり、過度の食物摂取は病気のもとであって避けるべきである。

オリーブ油は健康的ではあるが、当時は皮膚の健全さを保つために身体に塗られていた。また、創傷箇所に塗られて、同部を保護するために使われていた。本来オリーブ油は食べ物の味を調えるためにほんの少し調理に加えるものである。あるいはパンやパイにつけて食するものであり、多くを飲むものではない。

果物はこの地球上にヒトが生存するようになって以来、飢餓を救うために食べられてきた。古代ギリシャでは現代と同様に食後に摂取されており、主にナシ、リンゴ、ザクロなどが食されていた。青物野菜、玉ねぎ、その他の球根、どんぐりなども果物の項に述べられている。

肉類については多くの種類があり、ウシ、ブタ、ヤギ、ヒツジ、イノシシ、シカ、アヒル、ハト、ガチョウ、ウサギなどが一般的であるが、白鳥、クジャクなども食用にしていた。しかし、肉類は神への生贄の習慣もあり、あまり好まれなかったようだ。

乳製品についてはほとんどがチーズであり、よく摂取されていた。バターは主として創傷部の保護に使われていた。

魚介類については、ボラ、アンチョビ、タコ、ヒラメ、ウナギ、マグロ、サバなどが主であり、これらは肉類よりも多く一般に摂取されていた。

砂糖は地中海からインドにかけての地域では当時はほとんど供給がなく、唯一甘い物としては蜂蜜が広く使われていた。プラトンは菓子類は健康な生活には不適であり、身体には危険であるとしている。

ワインについては、多飲は道徳的な行動を抑制し、自制心を失い、不合理な行動を起こさせて、身体に危険である、と強い警告を与えている。特に子供をつくる年代の男性の多飲では、精液に思いもよらない変化が起き、子孫に影響し、生まれてくる子供に精神障害を生じさせることもあるとしている[6]。

いずれにしてもプラトンのコンセプトである「モデラート」の食事は今日においてもよく言われていることである。彼が推奨する食物は今日のいわゆる「地中海食」である。この食事により、現代の生活習慣病やある種のがんの発生などを抑えることが証明されている[7]。

古代ローマにおいては、ケルススが赤痢や胃疾患に対し大麦、小麦、ミルク、卵、シカの骨髄などを直腸に投与し、「栄養としての浣腸法」を最初に行ったと記載されている[3]。

その後19世紀まで

その後、経腸栄養法の進歩は目立ったものはなかった。ギリシャ・エフェソスの医師ソラヌス（150〜200年）は「Gynecology」という論文を発表しているが、その中の「栄養」の章で母乳の重要性について述べている[3]。また、同時代のガレノス（131〜201年）はヒポクラテスに影響を受けた一人であるが、循環系について二つの異なった、それぞれ独立したシステムの存在を述べている[3]。

上部消化管に栄養剤を投与する試みは、元々は咽頭や食道の異物を除去するためや、あるいは食道狭窄に対するブジー（医療用の管）として考案されたチューブの開発から生まれた発想である。16世紀頃には魚の骨を食道から取り除くために、側壁に多数の穴の開いた、鉛や銀製の細いチューブが使われていた。１５９８年にベネチアの医師キャピバカスが中空のチューブを使って固形物を食道に押し込む方法を最初に報告した[3]。１６１７年にはファブリシウスとアクア・ペンデンテが破傷風の患者に細い銀製の経鼻咽頭チューブを使って食物を投与した。このチューブは１６４６年にファン・ヘルモントによって柔軟性のある革製の経鼻食道チューブに改良されたが、硬くて食道の損傷をきたし、使用が中止された[3]。

１７９０年、外科医であるジョン・ハンター（１７２８〜１７９３年）が、最初に治療を目的にＥＮを使用した。彼はウナギの皮で覆った鯨骨製のチューブを動物の膀胱に繋いでＥＮを投与した。

このハンターの仕事はその後の代謝の研究に引き継がれ、新しい現代の〝化学〟の基礎が築かれた。すなわち、ラボアジエ（１７４３〜１７９４年）、それに続く１７９２年のロボヴィッツによるグルコースの発見、そしてクロード・ベルナールのグルコース代謝の研究などである[3,8]。

ＥＮを使用する中でハンターはチューブを改良し、螺旋状のワイヤーチューブを動物の腸管で被覆し、フレキシブルな胃管を考案し使用した[4]。また、ハンターのＥＮではポンプも使用されているが、最初は、胃拡張や幽門狭窄症時の胃の持続的吸引や毒物誤飲の排除に用いられていたものである。

経鼻的に食道にゴム製のチューブを留置して持続的に栄養投与する方法が19世紀末に開発され、ここに至ってようやく経食道または経胃栄養法が確立された[3]。

19世紀～今日まで

1837年、ノルウェーの外科医であるエグバーグによって、栄養投与及び投薬を目的とした最初の外科的胃瘻造設術がイヌに行われた。これが1849年のセデイヨによるヒトへの応用となったが不成功に終わり、1876年のベルヌイユによるヒトへの成功へと続いた。1894年にはスタム法という胃瘻の標準術式が開発され、その手技は現在も使われている[3]。

空腸への栄養投与は1858年ブッシュ・Wによって初めて行われた。この症例は腹部刺傷の女性であったが、経過観察中に空腸に瘻孔を形成し、大量の腸液の漏出をみて、非常に栄養状態が悪化した。ブッシュはその瘻孔から5カ月にわたり、卵、肉、小麦粉、肉汁などを間歇的に注入し、15ポンド（約7kg）の体重増加を得たと報告した[9]。この報告は当時注目を浴びたが、実際にスキンレベルの外科的空腸瘻を作成したのはサーメイ・Mである（1878年）。腹部からチューブを空腸に挿入し食物を注入した。同様の空腸瘻はロバートソン・G、リー・Rそしてゴールディング・Bらによって個々に発表された。しかし、投与された食物が腹腔内に漏れたり、下痢をしたり、チューブが詰まったりするなど多くの合併症が発生した[9]。そこで外科的空腸瘻の手技的改良が必須だということで、1895年にアイゼルスベルク・Aが、いわゆる「subserosal tunnel」（栄養チューブを空腸漿膜筋層で被覆し、そのトンネル内にチューブを位置させ、チューブの先端から空腸内にチューブを挿入する方法）を開発し、発表した。これが後にウィッツェル法として標準化された術式であり、現在我々も好んで使用している[3, 9]。

20世紀に入ると、経鼻胃チューブにも改良がなされ、錘（おもり）のついた経鼻胃管を用いてその先端を空腸に留置する方法がアインホルン・Mとグロス・Mとヘルド・Iによって開発された。その頃から注入方法も、モーガン・Wやジョーンズ・Cの例にみられるように、ボーラス投与から滴下法になってきた[3]。

栄養投与チューブの変遷

栄養投与チューブも、化学の発達とともにゴム製のチューブから合成化学製品へと変化していく。

今日ではポリ塩化ビニル（ＰＶＣ）製、シリコン製、そしてポリウレタン（ＰＵ）製のチューブが広く使われるようになった。ＥＮの歴史は、それに使われるチューブの開発とともに発展してきた側面もある。

塩化ビニルの歴史は古く、その発見は１８３５年とされている。ＰＶＣ製品としての商品化は１９２８年で、日本では１９４１年に実用化され、時計のバンド、バッグ類、水道管やその他幅広い用途に使用された。

ＰＶＣは安価で加工しやすいが、硬いために経管栄養用チューブとして使う場合には可塑剤（ＤＥＨＰ：フタル酸ジ-2-エチルヘキシル）を使って柔らかくした。このＤＥＨＰは組織や血液に接触するとチューブから染み出し、健康被害を起こす可能性があると言われた。実際にヒトでの影響が出たという報告はないが、ネズミの実験では精巣毒性や発生毒性が確認されている。したがって特に新生児や乳児への使用については注意が喚起されている[10,11]。また輸液製剤のラインで脂肪乳剤を投与するときには、毎日ラインの交換が必要であることが示されている[12]。また、ＰＶＣチューブは消化液に長期曝していると硬くなり、消化管の穿孔を起こすことが報告されている。

最近のＰＶＣチューブは技術の進歩により可塑剤を使わない製品が作られている。

その他のチューブとしてはシリコン製とポリウレタン製があり、柔軟性はいずれも同等であるがシリコン製のほうがＰＵ製よりも肉厚であり、したがって内径が狭くなる。

ＰＵは１９３７年にドイツで最初に実用化され、１９５０年代から工業用に広く用いられてきた。柔軟性に優れ、弾性に富むという特長がある。ＰＵ製チューブは体内に留置するとさらに柔らかくなり、組織親和性が高く、異物感が少ない。しかし、熱や紫外線、窒素や微生物などの影響を受けると分解が進む。また、ＰＶＣ製やシリコン製よりも高価である。

現在の経鼻栄養チューブは栄養剤の改善とともに非常に細くなっている。一般に使われているのは6～10Ｆのもので、特別な薬を投与する必要がなければ６Ｆのチューブでほとんど詰まることはない。細く柔軟性に富んでいるほど生体には優しい。現在の経鼻栄養チューブはスタイレット付きで容易に胃まで挿入可能である。

その後、胃や空腸に直接栄養管を留置する方法が考案され、内視鏡的胃瘻造設術（percutaneous endoscopic gastrostomy：PEG）が１９８０年にガウデラー・ＭＷとポンスキー・ＪＬによって開発され今日に至っている[13]。

１９２１年には胃内容物の吸引と栄養投与を目的としてレビンチューブが開発された。以前我々が日常的に使っていた、いわゆる「マーゲンゾンデ」である。消化器外科領域では胃切除術術後は残胃の減圧を目的として必ず留置し、排ガス後に抜去し食事を開始していた。しかしこの方法は本当に意味があるのかという議論もある。これについてはヤン・Ｚらのメタ解析がある。結論としては胃切除後に減圧チューブを留置した群としない群において、術後経口摂取までの日数が後者で有意に短く、排ガスまでの時間、縫合不全、肺合併症、入院期間において有意差はなかった。つまり、胃切除後のルーチンの減圧チューブの留置は必要ないということである。[14] 実際に2000年頃から提唱され始めた enhanced recovery after surgery（ERAS）プログラムにおいては、経鼻胃管の留置は術後の回復を遅らせるとして推奨していない。[15]

経腸栄養剤の変遷

前述したように、古代の経直腸栄養法ではワイン、ミルク、大麦ブイヨンや肉汁などが使われた。その後、経鼻経管栄養法ではビーフや卵、ブランデーなども注入されていた。経直腸栄養法は第二次世界大戦前まで実際に行われていたが、[5] ウィリアム・カミング・ローズ（1887～1985年）によって、最後の必須アミノ酸であるスレオニンが発見され（1935年）、さらに、成人の必須アミノ酸の最低必要量が示された（1949年）ことで、栄養学は近代化という大きな転換期を迎えた。ローズは米国・サウスカロライナ州で生まれ、エール大学で学位を取った。1922年からイリノイ大学の生化学の教授に就任し、そこで栄養学特にアミノ酸の代謝について研究した。それまではタンパク源としてはカゼイン水解物やフィブリン水解物が使用されており、19種のアミノ酸が解明され分離精製されていた。１９３１年、ローズはカゼインを分離精製し、それまでにわかっていた19種のアミノ酸分析を行い、窒素源として、これと同等の個々のアミノ酸含有食をラットに与え成長実験を行った[16]。しかしラットの食餌摂取量は低下し、最初の12日間で急激な体重減少をきたし、その後もゆっくりと体重低下がみられた（図1-a）。

ローズは、タンパク質では正常の成長がみられるが、19種のアミノ酸では正常の成長がみられなかったこの実験結果から、何か不明の物質（アミノ酸）があるかもしれないと推論し、研究を重ねた。

弟子のマッコイやマイヤーらとともにその未知なる物質を探し求めた。１９３５年彼らは12 kgのフィブリン末を分離し、ついに、その未知なる物質であるα-aminno-β-hydroxybutyric acidを分離精製し、先の19種のアミノ酸混合食に加えた食餌を作り、ラットの成長実験を行った。

先の実験ではラットの食餌摂取量は低下し、体重減少もみられたが、この新しい物質を加えたアミノ酸混合食が投与されたラットの体重は見事に増加し（図1-b、c）、特にα-aminno-β-hydroxybutyric acidを0・6％含んだ食餌が最も体重増加率が良好であった。この未知なる新しい物質は分析の結果 $C_4H_9NO_3$ であることがわかった[17]。

これが最後に発見された必須アミノ酸のスレオニン（Thr）である。この論文は彼らの博士号取得の論文として発表された。

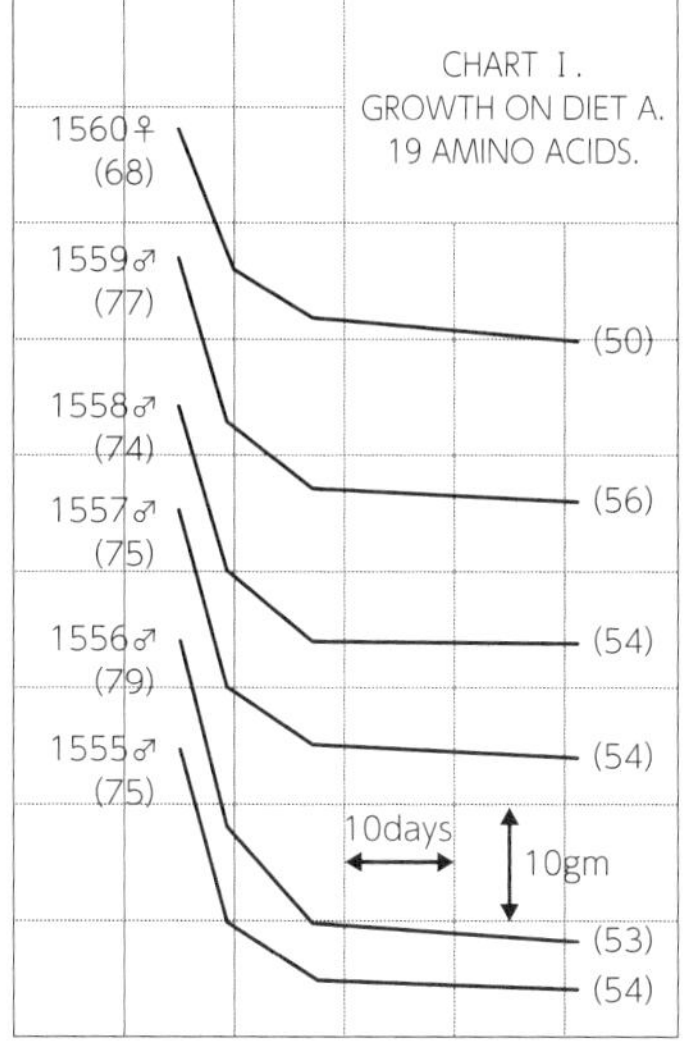

図1-a　19種の精製アミノ酸混合食のラットの成長試験

文献16，p162より引用

これまでに解明されていた19種のアミノ酸を用い、カゼイン中の個々のアミノ酸含有量にならって、19種の精製アミノ酸混合食をラットに投与した。

すべてのラットに、最初の12日間で急激な体重減少がみられ、その後ゆっくりと体重が減少した。

（　）内は体重gm

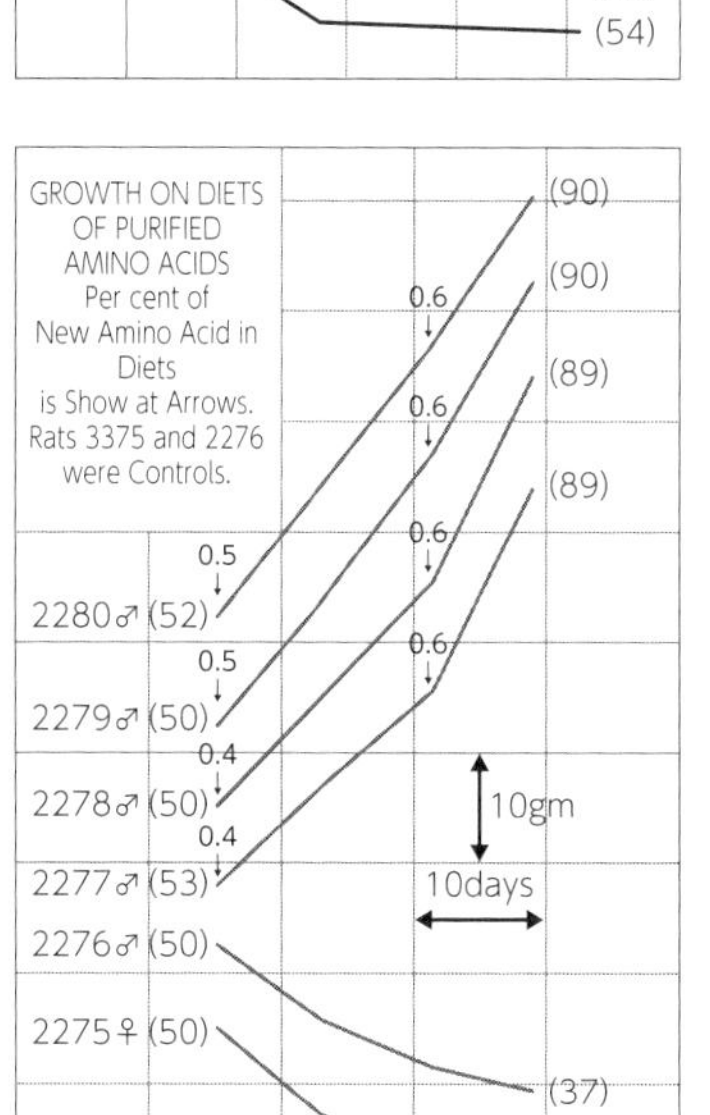

図1-b　精製アミノ酸混合食によるラットの成長試験

文献17，p291より引用

No.2280，2279：新アミノ酸0.5%含有食を14日投与後、0.6%に増量して8日間飼育。

No. 2278，2277：同様に0.4%から0.6%で飼育。

No.2276，2275：コントロールで新アミノ酸を含まない飼料で飼育。

コントロールの2匹は体重減少が著しい。

その他のラットは体重が増加し、新アミノ酸を0.6%に増量するとその増加率が上昇した。

（　）内は体重gm

ラットNo. 性	α-amino-β-hydroxybutyric acid（%）	日数	体重変化（gm）	食餌摂取量（gm）
2280♂	0.5	16	+24	64
	0.6	8	+14	34
2279♂	0.5	16	+24	66
	0.6	8	+16	38
2278♂	0.4	16	+20	65
	0.6	8	+19	38
2277♂	0.4	16	+17	65
	0.6	8	+19	37
2276♂	コントロール	24	−13	38
2275♀	コントロール	24	−14	39

文献17，p292より引用

体重の変化と摂取食餌量：新アミノ酸含有食投与のラットは体重の増加もみられ、食餌摂取量も順調である。コントロールのラットは、食餌摂取量も少なく、体重減少がみられた。

ちなみに、スレオニンは$C_4H_9NO_3$で表され、構造式は右記の通りである。

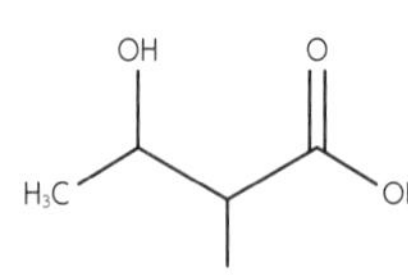

図1-c　精製アミノ酸食によるラットの体重の変化

その後ローズは１９５５年に個々の必須アミノ酸の成人一日必要量を決定した[18]。スレオニンの発見から実に20年かかっている。

この発見によって近代栄養学が発展してきたことは言うまでもなく、後の成分栄養剤や完全静脈栄養法の開発へと続くのである。

成分栄養剤の開発

経腸栄養剤の歴史ではなんといっても成分栄養剤（elemental diet：ED）の開発が最も重要である。ＥＤは組成上一般的に使われる栄養剤ではないが、その開発までの経緯について少し述べてみたい。

宇宙開発と成分栄養剤には深い関係がある。第二次世界大戦後、旧ソ連と米国は宇宙開発に着手し、鎬（しのぎ）を削っていた。旧ソ連が１９５７年10月にスプートニク1号を打ち上げて衛星軌道に乗せることに成功した。米国はおくれを取ったが、１９５８年10月に米国航空宇宙局（ＮＡＳＡ）が創設され、１９６０年には「アポロ計画」を立ち上げた。１９６９年7月20日アポロ11号（図2）は月面に着陸し、ニール・アームストロングとエドウィン・オルドリン両飛行士が初めて月面に第一歩を踏み出した。

その宇宙開発の経過中に、飛行士の食事についてもいろいろな検討がなされた。NASAはその一つとして、米国国立衛生研究所（NIH）のグリーンスタイン・JPらが開発中の化学的に定義された食事[19]（chemically defined diet：CDD）に注目し、資金援助を行った。アポロ計画におけるカプセルは非常に小さく、飛行士の2人が座るスペースしか確保できず、その中で最も処理に苦労をしていたのが排泄物である。その解決方法の一つとして、いかに排泄物を少なくするかということでCDDに目が向けられたのである。CDDの窒素源はL型結晶アミノ酸だけであり、熱源としてはグルコースやオリゴ糖が用いられ、脂肪は熱量比で0・7％しか含まれず[20]、しかもこの脂肪は脂溶性ビタミンを溶解するために混入されたものであり、熱源として用いられるわけではない（表1）。

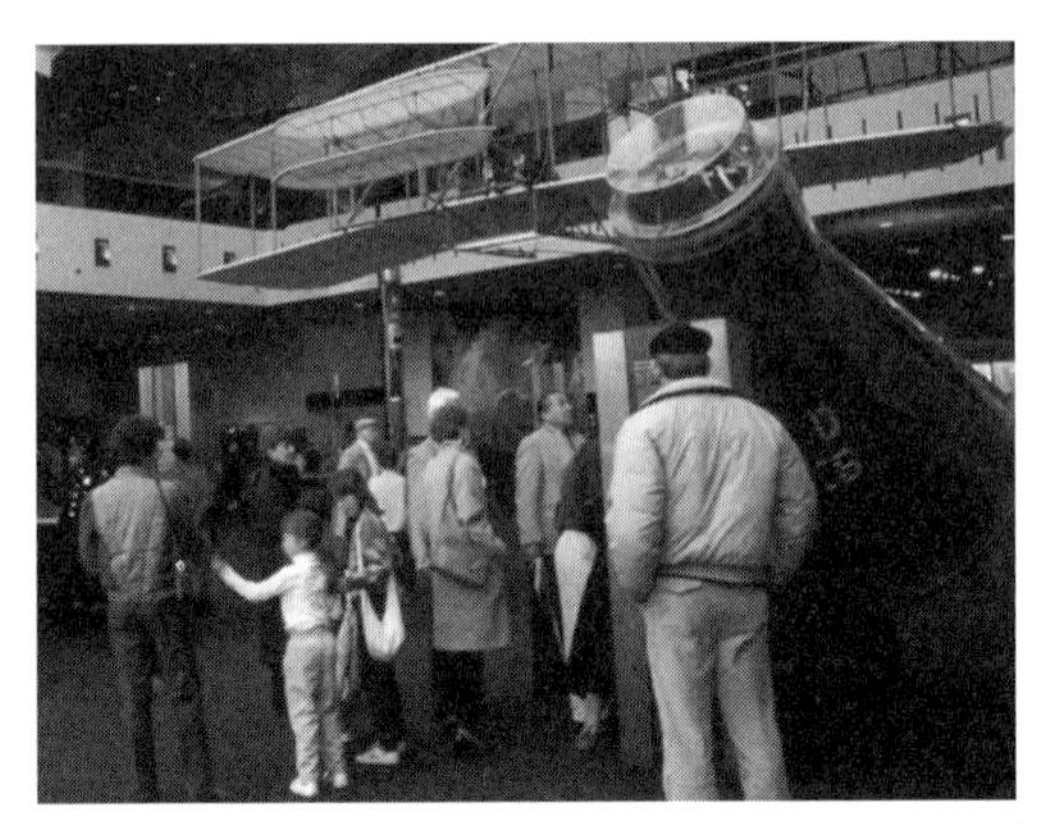

図2　アポロ11号司令船。スミソニアン国立航空宇宙博物館

「臨床栄養と我が人生」（大熊利忠/著），p11，熊日出版，2017より転載

グリーンスタインらのＣＤＤ開発に関する一連の論文が10編あるが、そのうちの3編[21〜23]は日本人である杉村隆先生が筆頭著者として記されている。杉村先生は国立がんセンターの名誉総長で生化学・腫瘍学が専門である。また、グリーンスタインらが用いていたアミノ酸は日本製であり、味の素社で生産されていた。同社はその当時世界のアミノ酸の約70〜80％を市場に供給していたという。

余談であるが、「味の素」の成分は「グルタミン酸ナトリウム」である。昔から湯豆腐には出し昆布が使用されていた。同社の創業者である鈴木三郎助は出し昆布のうまみ成分がグルタミン酸ナトリウムであることを見出し、これを「味の素」として１９０９年に創業と同時に販売した。すなわち今日の「味の素」の原点は湯豆腐である、という本当のような笑い話を聞いたことがある。

しかし真実は違うらしい。東京帝国大学の池田菊苗先生が出し昆布の味に興味をもっていた。池田先生は１９０７年、昆布の煮汁から、「うまみ成分」であるグルタミン酸を抽出

表1　Vivonex® 100の組成（g/480g/day）

窒素源	L型アミノ酸	40.3
脂肪	ベニバナ油（サフラワー）	1.33
炭水化物	グルコース、オリゴ糖	406.8
ビタミン		約1
ミネラル		約12
他の物質		18.57

全窒素量：5.88g、熱量：1,800kcal

文献20，p364より引用

し、１９０８年にうまみ成分としてのＬ‐グルタミン酸ナトリウムの製造方法で特許を得てこの権利を鈴木三郎助に移譲したという[24]。

その後、味の素社は世界に先駆けてバイオテクノロジーを駆使し、種々の細菌を用いた酵素法や合成法によってＬ型結晶アミノ酸を作らせ、大量生産が可能となり、世界のアミノ酸シェアを席巻した[25]。

さて、本題に移ろう。ＣＤＤはその後、医療用ＥＤとして１９６８年にVivonex社から「Vivonex®」という商品名で発売された。現在はネスレ社から発売されている。

当時この製品は日本では手に入らず、使えなかった。そこで私は１９７７年に出向先の人吉総合病院から医局に帰り、医局の若い同僚とともに自分たちで成分栄養剤を作ろうと提案した。窒素源としては静注用のプロテアミン®12注射液を、炭水化物源としてはスクロースやグルコースを用いたが、浸透圧が高く下痢が多かったために、その後多糖類であるマルトデキストリンに変更した。脂肪は本来ＥＤにはごく微量しか含まれないが、静注用10%脂肪乳剤はカイロミクロンと同様なものであるので腸管から容易に吸収されると我々は考え、投与直前にＥＤ内に混じて投与することにし、必須脂肪酸欠乏症を予防するとともに熱源としても使用した[26]（表２）。電解質とビタミンは必要量添加した。食道がんや胃がん術後の症例に術後１～３日目から使用した。すなわち今で言う「早期経腸栄養法」をすでにその当時から施行していた[27]。

当時は微量元素についての知識が乏しく、我々の作製したCDDにも微量元素は含まれていなかった。そのことによって引き起こされた亜鉛欠乏症を一例ここで紹介する。35歳の特発性食道破裂の症例である。入院後は完全静脈栄養法（total parenteral nutrition：TPN）で管理していたが、発熱が続くために我々が作製したCDDに変更した。経鼻二重管を留置し、胃液を吸引するとともに空腸上部から経腸栄養専用ポンプ（ニュートロマート）を用いてCDDを24時間持続的に投与した。次第に胸部ドレーンからの排液が透明になるとともに栄養状態も向上してきた頃、38℃の発熱とともに顔面の皮疹が出現し、血清アルカリホスファターゼ値が低下してきた。文献を調べてみると大阪大学の岡田正先生の亜鉛欠乏症に関する論文がみつかり[28]、さっそく薬剤部と検討し、硫酸亜鉛を作製した。これをCDDに混合し投与すると3日目頃から解熱し、顔面の皮疹も減退した（図3）。その後、CDDには、鉄（Fe）、銅（Cu）、マンガン（Mn）、

表2　熊本大学第一外科で作製したCDDの成分栄養組成（1977.12）

Ⅰ	1単位	アミノ酸 （12%静脈用結晶アミノ酸製剤130mL）	15.6g
		マルトース粉末	40.0g/水100mL
		蔗糖	40.0g/水100mL
		ブドウ糖	25.0g
Ⅱ	10%脂肪乳剤		500mL
Ⅲ	電解質とビタミン		（必要量）

1単位から開始して維持量を3～4単位とする。
NPC/N：248、浸透圧：1,370mOsm/L、pH：6.3
文献2，p12より引用

亜鉛（Zn）、ヨウ素（I）の各微量元素も入れるようにした[29]。

その頃、味の素社と千葉大学医学部でわが国独自のEDを作ろうという計画があり、共同研究が進んでいるという情報を入手した。担当責任者は同大第二外科の小越章平先生（当時講師）である。当時私は彼とは面識がなかったが、同じ志をもっていることを正直に伝えればどうにかなるであろうと考えていた。

1978年2月に第11回日本消化器外科学会総会が千葉大学医学部第二外科教授の佐藤博先生のもとで開催された。その会場で小越先生に接触し、「私は熊本大学の大熊です。先生が開発中の『ED-AC』（図4）に非常に興味をもっています。ぜひ開発のお手伝いをさせて下さい」とお願いした。彼はただちに「熊大の大熊先生か、覚えやすいな」と言って快く承諾され、私を九州地区の治験担当者にしてくださった。

「ED-AC」は「A：Ajinomoto」と「C：Chiba」

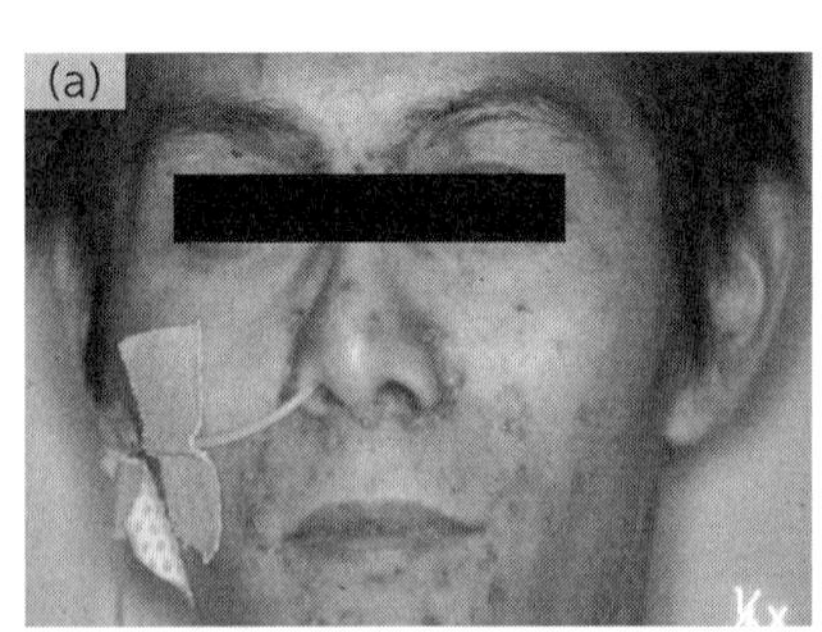

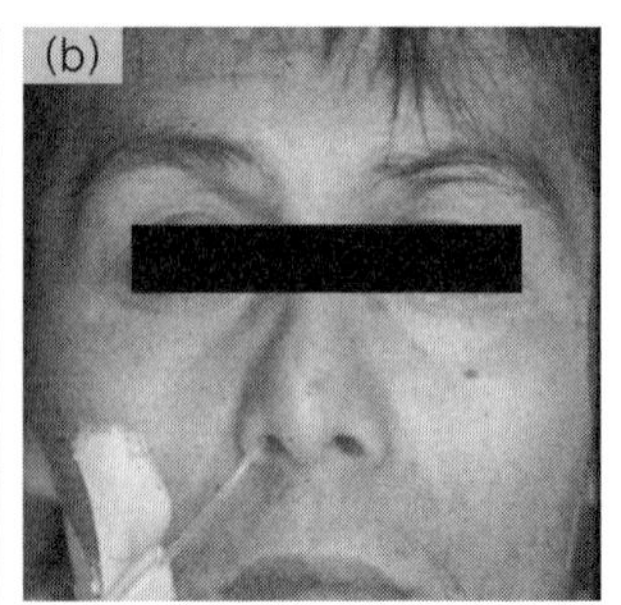

図3　亜鉛欠乏症（35歳　男性）

眼瞼、鼻孔周囲の湿疹（a）。硫酸亜鉛投与後7日目（b）

「臨床栄養と我が人生」（大熊利忠/著），p14，熊日出版，2017より転載

から取った治験用の仮の名称である。これの開発には味の素社のアミノ酸研究者はもとより、徳島大学医学部栄養学科の井上五郎先生も参加していた。先生はタンパク代謝の第一人者である。私も研究会などで数回お会いしたことがあるが、お酒が好きで、豪放磊落な方であった。「ED-AC」が一般市場に開放されるまでは我々が作製したCDDと「ED-AC」を食道がんや大腸がんの術前・術後、クローン病症例などに使用していた。「ED-AC」の治験も順調に進み、1981年成分栄養剤として採用され、「エレンタール®配合内用剤」として一般市場に出された[30]。

食道がん症例では当時は経口摂取がほとんど不可能な症例も多く、術前からその栄養管理に難渋していたが、EDは最小の栄養チューブ（4～6F）でも投与可能であり、狭窄がかなり強い症例でも、チューブの先端をX線透視下で胃内に留置することで、十分な栄養管理が可能になり、術前の放射線化学療法も全うできるように

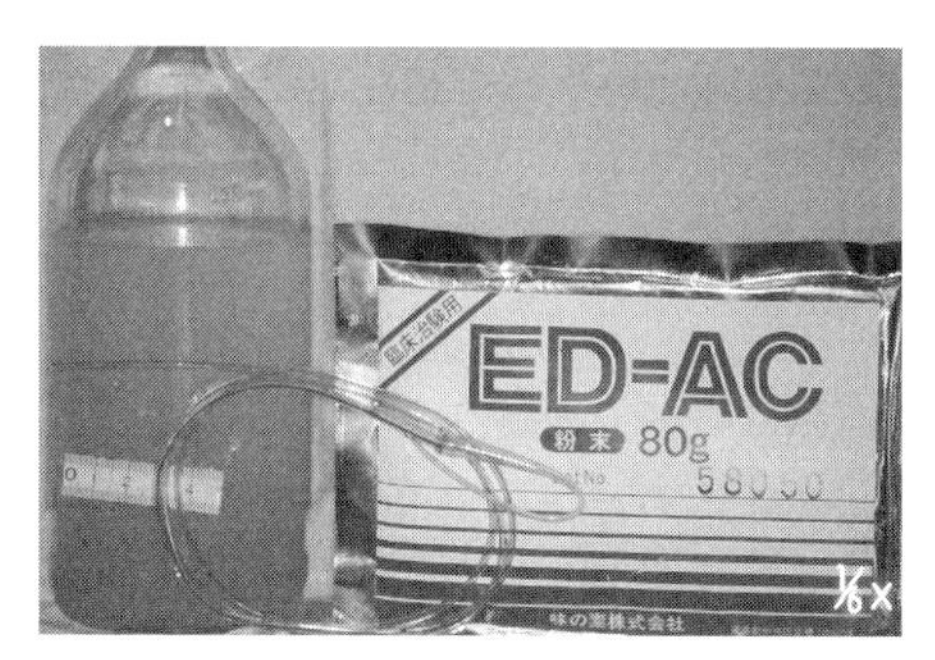

図4　ED-AC治験用パックと点滴瓶に溶解した製剤

「臨床栄養と我が人生」（大熊利忠/著），p15，熊日出版，2017より転載

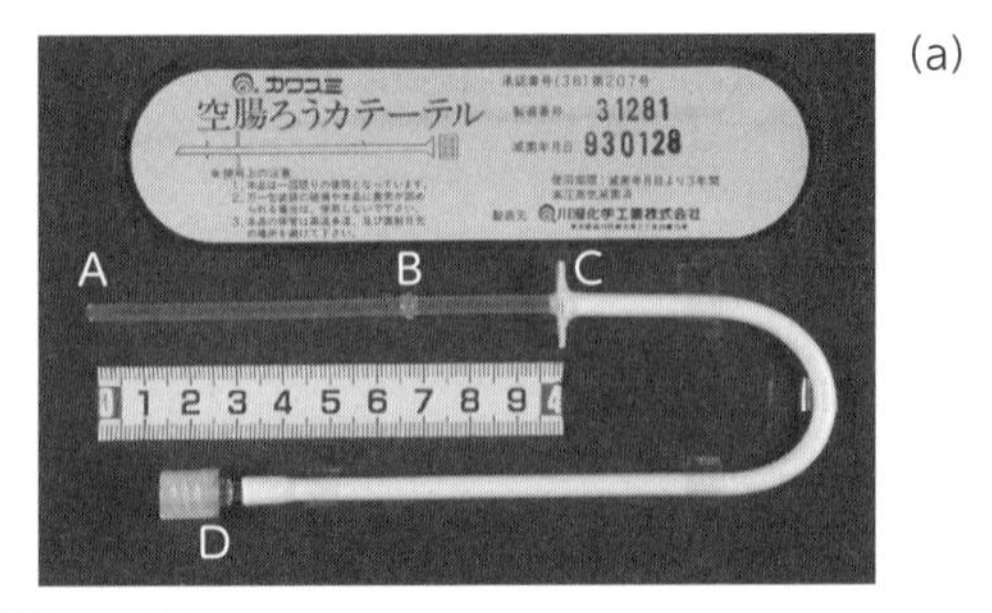

(a) 空腸瘻カテーテル
A：空腸内留置部先端、B：ノッチ（結節）、C：ウィング、D：コネクター
A～C：シリコン製、10F
C～D：ポリウレタン製、12F

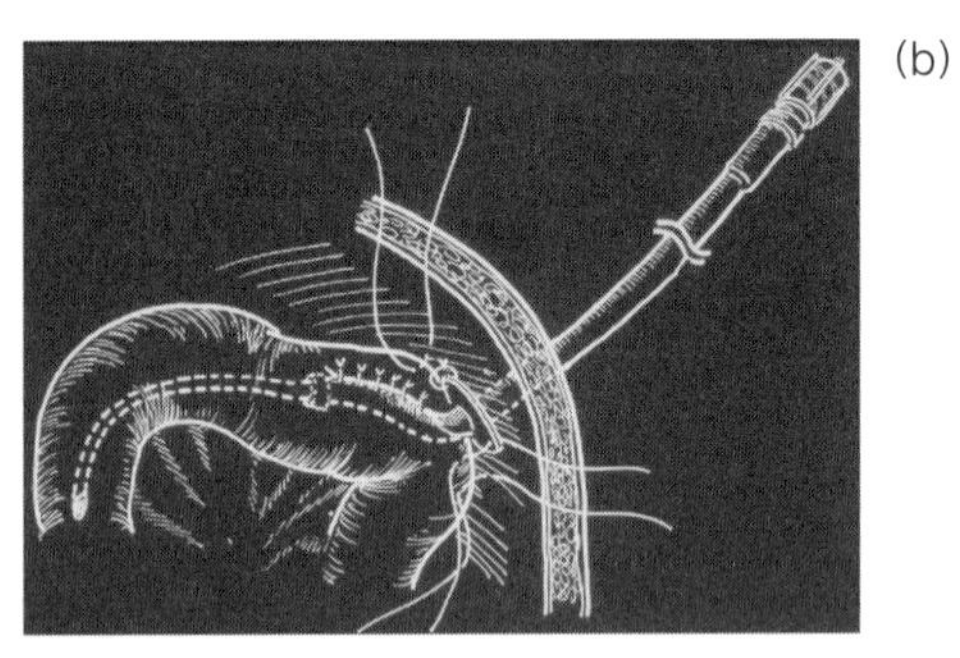

(b) 空腸栄養瘻作成摸式図
①トライツ靭帯から約30cm末梢の空腸に漿膜筋層の縦切開を置く。その末梢の粘膜に小孔を開ける。
②粘膜小孔からチューブのA-Bを空腸内に留置し、粘膜孔を閉じる。
③B-Cを漿膜筋層下に置き、漿膜筋層を閉じる。
④漿膜筋層閉鎖部の近位端とウィングを、腹膜・腹横筋とともに数針固定する。
⑤適当な位置から体外にチューブを誘導し、皮膚にチューブを固定する。

図5　我々が考案した空腸栄養瘻カテーテル

大熊利忠：経腸栄養施行の実際と管理の要点：入浴時の管理.「静脈・経腸栄養管理のポイント230」（碓井貞仁/編），p71，メディカ出版，2003より転載なった。また、術後には我々が考案した空腸瘻栄養チューブ[31]（図5）を用いて術後1日目からＥＤの投与を開始し、良好な栄養管理を持続することができた。さらに術後の化学療法でもこのチューブを使用し、完遂することが可能になってきた[32,33]。

クローン病症例においては、それまで再燃時絶食としてＴＰＮ管理を行っていたが、ＥＤを使用するようになってからは入院の必要もなく家庭での栄養管理が可能となってＱＯＬの向上に貢献し[32,33]、無事に妊娠・出産を成し遂げた症例も経験した[34]。これらの経験により、後の全国の「日本在宅経腸栄養研究会」から現在の「日本在宅静脈経腸栄養研究会」への発展において幾分かの貢献ができたのではないかと考えている。

食道がん術後には合併症の一つである乳糜胸が稀にみられる。保存的治療を行う場合には、それまでは絶食下のＴＰＮ管理が一般的であった。絶食にすると胸水内の乳糜が消失し普通の透明な胸水に変化する。我々も同様にＴＰＮ管理を行ったがいっこうに胸水量が減らない。そこでＴＰＮからＥＤ療法に変更した。すると胸水量が次第に減少し、治癒することができた。これを受けマウスを使った以下の実験を行った。

ラットの胸管にチューブを留置し、ＴＰＮルートまたは胃瘻ルートを作成し、ＴＰＮ及びＥＤ管理下の胸水量を比較する実験を行った。すると、ＴＰＮ管理下よりもＥＤ管理下で胸水量が有意に減少したことを確かめられた[35]。

大腸がん症例では術前のＥＤ投与により腸管の術前準備（腸管内容を空虚にすること）が

可能で、その他の下剤投与の必要もなかった。EDを手術直前の4時間まで投与し、その時点までの水分・栄養の管理も可能となり、手術を安全に施行することができた[36]。

エレンタール®の開発者である小越先生はその後、高知医科大学の外科教授から同校副学長となった。私のその後の臨床栄養学のよき指導者であったが、残念ながら2013年に逝去された。

低残渣栄養剤全盛時代

その後もチューブの改良とともに人工の低残渣栄養剤（LRD）が次々と開発された。初期にはほとんどが粉末状で、水に溶かして投与していたが、次第に液体状のLRDが便利であるために普及してきた。それらは1kcal/1mLの濃度で水分が約80%からなり、滅菌されたものである。

また、病態別栄養剤、例えば腎不全用、肝不全用、耐糖能異常時の栄養剤、そして急性期免疫不全時の栄養剤などが開発され、現在はLRD全盛期である。特に免疫賦活作用のあるアルギニンを負荷した栄養剤は、術前・術後の免疫能の低下した時期に使用するものとして一時脚光を浴びた[37,38]。しかし、その後カナダ・クイーンズ大学医学部のハイランド・DKらは、

表3　経腸栄養法の歴史

BC1550	古代エジプトの「Ebers Papyrus」に人工栄養についての初の記述あり
BC5～4世紀	ヘロドトスがエジプト人が滋養浣腸を行っていることを記述 ヒポクラテスは患者の食事について言及し、滋養浣腸についても大麦粥、蜂蜜酢、蜂蜜水、ワインを用いる方法を提唱 プラトンは食事の「コンセプト」として「モデラート」を提唱
BC50～25年	セルススが赤痢や胃疾患に対して大麦、小麦、ミルク、卵、シカの骨髄などを用いた滋養浣腸を提唱
～15世紀まで	ソラヌスやガレウスの記述以外、目立った進歩なし
1598年	カペバセウスが中空のチューブを使い、食道に固形物を押し込む方法を考案
1617年	ファブリシウスらが破傷風患者に細い銀製の経鼻咽頭チューブを使ってENを施行
1646年	ヘルモントが革製の経鼻食道チューブを使ってENを施行
1790年	ハンターがフレキシブルカテーテルを開発。嚥下障害患者に使用し、初めて治療を目的としたENを施行
1837年	エグバーグがイヌに栄養投与のための胃瘻を作成
1849年	ヒトの胃瘻造設術を実施するも、不成功
1858年	ブッシュが刺傷によってできた空腸の瘻孔から卵、小麦粉、肉、肉汁を投与
1876年	ベルヌイユがヒトでの胃瘻造設に成功
1878年	サーメイがヒトでの空腸瘻造設に成功
1894年	スタムが胃瘻造設術を標準化（スタム法の開発）
1895年	アイゼルスベルクが漿膜下トンネル法による空腸瘻造設を開発
1915年	アインホルンらが錘のついた経鼻胃チューブを空腸まで誘導
1915年頃	ボーラス投与から滴下法へ変化
1921年	レビンチューブ（現在のマーゲンゾンデ）が開発される
1935年	ローズが最後の必須アミノ酸としてスレオニンを発見
1955年	ローズが成人の必須アミノ酸の最低必要量を決定
1957年	グリーンスタインらがCDDの基礎研究を開始
1968年	最初の成分栄養剤(ED)としてVivonex®開発
1977年	小越先生がエレンタール®を開発
1980年	ガウデラーらが経皮的内視鏡的胃瘻造設術（PEG）を開発

注）CDD：chemically defined diet
文献3を参考に作成

重症感染症や敗血症の症例での使用においてはこの栄養剤は一般のＬＲＤよりも死亡率が高いと警鐘を鳴らした[39]。

ここまでに記述した経腸栄養法の歴史について表3にまとめた。

第2章

非経腸栄養法の変遷

非経腸栄養とは何か？

輸液は現在は静脈投与が一般的であり、「点滴静注」として理解されている。欧米では輸液剤を「蘇生液」（resuscitation fluid or solution）と一般に呼ぶ。「parenteral nutrition」という言葉があるが、これは正式には「par-enteral」（非-経腸）という意味で、その中には皮下注射（subcutaneous infusion：SC infusion）と静脈注射（intravenous injection：IV）がある。現在は大量の皮下注射は行われていないので、「parenteral nutrition」と言えば「静脈栄養（ＰＮ）」という意味で使われる。

点滴注射は米国のルドルフ・マタスによって初めて施行され、１９２４年に米国の外科学誌の「Annals of Surgery」に「The continued intravenous "drip"」として発表されている。[40]

黎明期の輸液

古代ギリシャにおいてはヘロフィロスやエラシストラトスがエジプト・アレキサンドリア医学校を創設した。彼らはそこで動物及び人体の解剖を行い、神経と血管系をはっきりと区別することで、循環系の存在について初めて言及することに成功した。[3] しかし、その後長い間、経腸栄養法にも非経腸栄養法にも発展はなかった。

12世紀になり、スペイン・セビリア在住のイブン・ズール（1093～1162年）はそのイスラム名をアベンゾールと言い、イスラムでは最も有名な外科医であった。彼はヤギに気管切開を行い、この手技は安全であるとして、ヒトに実際に施行した。彼は尿路結石についてもいろいろと述べていて、尿道に結石が嵌頓した際に尿道を切開し、結石を除去する方法などを発表した。彼には「Al-Taisir Fil-Mudawat Wal-Tadbeer」（Book of simplification concerning therapeutics and diet）という著書があり、当時の最先端の医学を身につけていた。[41] 自分で考案した銀製の針を使ってPNを行っていたことが述べられているようだが、その結果については不明である。しかし、当時PN投与を行ったことは画期的なこととして記録されねばならない、とヴァシリアディらは述べている。[3]

1628年、英国のウィリアム・ハーヴィ（1578～1657年）が血液循環の生理を解明したことから本格的な輸液の歴史が始まったと言っても過言ではない。これについては第3章に詳述する。その中でも特記すべきは、「毛細血管系」についてと、この系を介して栄養が身体の各所に運ばれることを述べた点である。[42] 1658年にサー・クリストファー・レンらがガチョウの羽軸とブタの膀胱で作った注射器を用いて、ワイン、エール（ビール）、オピアートをイヌの静脈内に初めて注入した。

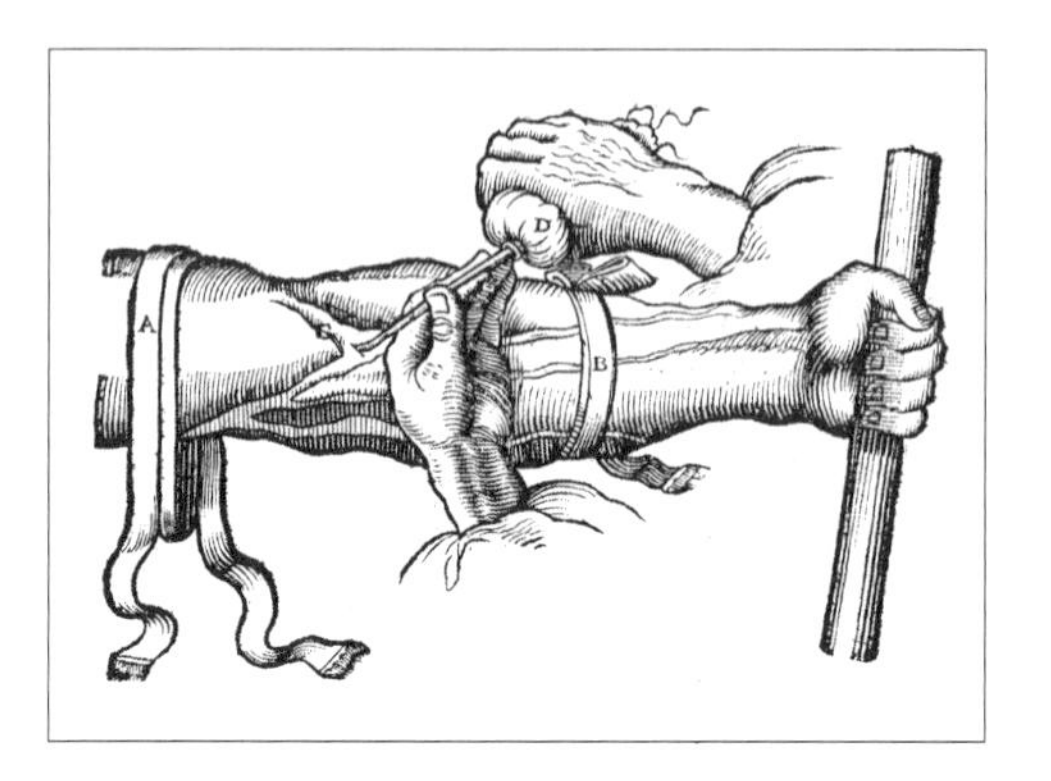

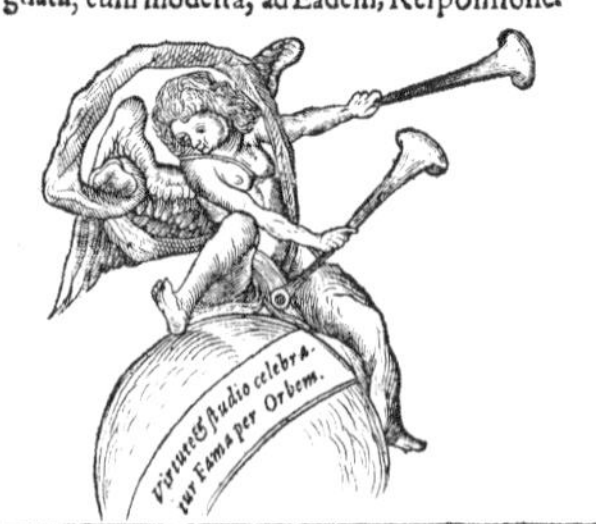
D. JOH. DANIELIS MAJORIS
CHIRURGIA
INFUSORIA,
placidis CL: VIRORUM DUBIIS impugnata, cum modestâ, ad Eadem, Responsione.

Virtute & studio celebratur Fama per Orbem.

KILONI,
Sumptibus Joh: Lüdervvald, Bibliopolæ Magdeburg.
Imprimeb: Joach: Reumannus, Acad. Typogr. 1667.

図6　最初の静脈内注入

文献44，p5，p14より引用

その後1667年にマヨール・JDが、このレンらの方法を用いて、初めてヒトに静脈内注射を行ったことが、『Chirurgia Infusoria』に述べられている[43,44]（図6）。『Chirurgia Infusoria』は1667年にマヨールにより執筆されたもので、その原本は米国・シカゴのWood Library-Museum of Anesthesiologyにある。この図書・博物館の前身である施設には、麻酔医であるポール・ウッド（1894～1963年）が麻酔に関する書物が非常に少ないことに気づき、自分でコレクションとして集めたものが展示されていた。その後麻酔に関する医療器具も展示し、1933年にはこの施設をウッドが米国麻酔学会に寄付して名称も現在の「Wood Library-Museum of Anesthesiology」となった。ウッドはこれらの展示物の展示を当時ニューヨーク・ブルックリンにあった製薬会社であるスクイブ&サンズ社（現在のブリストル・マイヤーズ・スクイブ）に依頼した。1963年にニューヨークからシカゴのパーク・リッジに移動し、2014年から現在のシカゴのシャンバーグに移動している[45,46]。

1712年には、英国のウイリアム・カートウンがイヌにオリーブ油を投与した結果、イヌが死亡したことが知られている[3]が、脂肪乳剤に関しては第8章で詳述する。

また、1733年ステファン・ヘールは水をイヌに静注した結果、浮腫をきたしたことを報告した[3]。

コレラの蔓延と輸液

19世紀に入り、インドで発生したコレラが中東からロシアを経て欧州に広まり、英国にも上陸した。1831年10月、英国のエディンバラのリースのトーマス・ラッタ（1796～1833年）はエディンバラで流行していたコレラ患者の静脈内に食塩水を注入し、救命した[47,48]。ラッタの食塩水は現在の生理食塩水（0.9%saline）とは異なるものであるが、これが現在の生理食塩水に繋がったことは明らかである。この「生理食塩水」については現在でも種々の論争がある。

1882年に英国のシドニー・リンガーが食塩水をカエルの心臓の灌流実験に用い、リンゲル液を開発した。

その後1961年スウェーデンのカロリンスカ研究所のシューバーツ・Oとレトリンド・Aにより脂肪乳剤であるイントラリピッド®が開発された[49]。この製品は現在ではイントラリポス®として本邦で発売されている。脂肪乳剤は浸透圧が低く静脈内投与により静脈炎を起こすこともない。彼らはこれを使って末梢静脈から高カロリー輸液を行った。現在の末梢静脈栄養（peripheral parenteral nutrition：PPN）である。これはリピッドシステムと言われ、欧州における高カロリー輸液の先駆けとなった[50]。

表4　非経腸栄養の歴史

300BC	ヘロフィロスとエラシストラトスが循環系の存在に初めて言及
1093～1162	イブン・ズールが銀製の針を使ってヒトに対して初めて栄養投与を目的とした静脈注射を施行
1628	ハーヴィが血液循環の生理を解明
1658	レンがガチョウの羽軸とブタの膀胱で作った注入器を用いてイヌの静脈内にワイン、エール（ビール)、オピアートを注入
1667	マヨールがレンと同様の注入器を用いて初めてヒトに静脈注射を施行
1712	カートウンがイヌにオリーブ油を経静脈的に投与した結果、イヌが死亡
1733	ヘールが水をイヌに静脈投与したところ、浮腫をきたしたことを報告
1829	スティーブンスが黄熱病やコレラ患者に対する食塩水での治療に興味をもつ
1830	ハーマンがヤーナチェンと共にコレラ患者の静脈に水を注入
1831	オーシャナジーがコレラの治療について「高度に酸素化した塩分」の投与を提案
	ラッタがコレラ患者の静脈内に食塩水を注入
1855	ベルナールがコレージュ・ド・フランスにて糖新生について発表
1869	メンツェルとペルコがを脊椎カリエス患者の皮下に投与
1873	ホッダーがコレラ患者にミルクの静脈投与を施行
1882	リンガーがリンゲル液を開発
1883	ハンバーガーが0.9%の食塩水が血液と等浸透圧であることをin vitro実験で検証
1913	エンリケスとアンダーソンがヤギに動物性タンパク質の静脈注射を施行
1920	山川章太郎がヒトに対する脂肪投与の検討を開始。脂肪乳剤ヤノールを製作
1924	マタスが点滴注射を初めて施行
1934	ローズ・WCがヒトの必須アミノ酸（スレオニン）を発見
	ハルトマンが自分の作った乳酸リンゲル液（ハルトマン液）が小児下痢症の治療において食塩水投与よりも良好な結果が得られることを示唆
1936	エルマンがイヌとヒトにタンパク水解物の静脈投与を施行し成功
1937	ローズ・JEが、低タンパク血症患者の術前に血漿を経静脈的に投与
1956	味の素社が世界で初めて純結晶アミノ酸輸液をヒトに静注
1960頃	米国のEMD社がMilliporeのライセンスを取得し販売
1961	レトリンドらが、イントラリピッドを開発
1967	ダドリックらが子イヌへのPNに成功
1968	ウィルモアとダドリックが乳児への長期にわたる静脈栄養に成功

文献3を参考に作成

非経腸栄養法の歴史について表4にまとめた。

第3章

血液循環生理と代謝及びストレス反応の解明

血液循環生理の解明

第2章で述べたように、血液循環の生理は、英国の内科医で解剖学者・生理学者であるウィリアム・ハーヴィ（1578〜1657年）によって解明された。ハーヴィはイタリアのパドヴァ大学で学び、解剖学者で有名なジェロニモ・ファブリキウスに師事した。1628年、『Exercitatio anatomica de motv cordis et sangvinis in animalibvs』（諸動物における心臓と血液の動きに関する解剖学的研究）と題してフランクフルトのウィリアム・フィツアー社からラテン語による書籍が出版された[51]（図7）。血液循環の生理をひもといたこの書は、ハーヴィが仕えた英国王チャールズ陛下に対する献書として書かれたことがその序に記載されている。日本では暉峻義等（てるおかぎとう）先生訳の『動物の心臓ならびに血液の運動に関する解剖学的研究』（岩波書店）、や岩間吉也先生（大阪大学名誉教授）訳の『心臓の動きと血液の流れ』（講談社）が出版されている。私は岩間吉也先生の訳本を参考とした[42]。

17世紀初めはローマの皇帝マルクス・アウレリウスの侍医ガレノス（131〜201年頃）の心臓血管系に関する説が一般的であった。ガレノスの説は次のようなものである。腸で吸収された栄養素は門脈により肝臓に運ばれて血液を作り、大静脈に入ってその枝（静脈系）を通って全身に分布する。一部の血液は右心室に入り、肺動脈を経て肺の栄養をまかなう。右心室からは心臓中隔にある小孔を通じて左心室に出る経路がある。左心室から大動脈に出て全身に分布する（動脈系）。すなわち静脈系と動脈系は独立している。血液は全身で消耗され，それは新しい血液によって補充される。

　さらにガレノスはギリシャ時代から受け継がれている「精気」（spiritus）の考え方を取り入れている。その一つは「自然精気」であり，これは肝臓によって血液に与えられる。もう一つの精気は肺静脈から左心室にやってきた空気と出合い「生命精気」を作る。この「精気」は全身に分配され個々の器官の活力になる。ここでの肺静脈は肺の空気を左心室に移すための気管のようなものとして考えられていた。ちなみに肺循環を解明したの

(a)
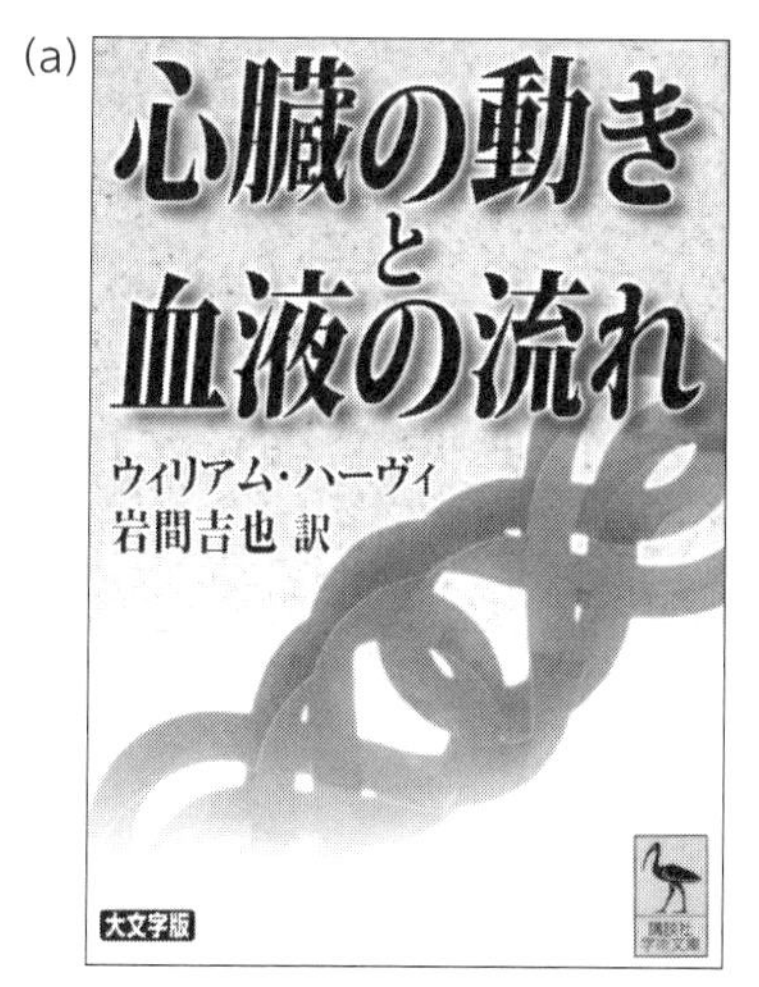

(b)
 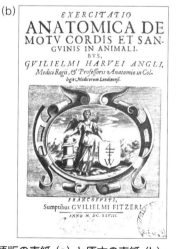

図7　『心臓の動きと血液の流れ』日本語版の表紙（a）と原本の表紙（b）

（a）「心臓の動きと血液の流れ」（ウィリアム・ハーヴィ/著，岩間吉也/訳），p5，p14，講談社刊，2005より転載．（b）文献51より引用

はパドヴァの解剖学者のレアルド・コロンボ（1516年頃〜1559年）である[42]。

一方ハーヴィは、①諸動物の1回の心拍出量と心拍数から計算した血液量と、食事から摂った栄養素の量との間に矛盾があること、②上腕を駆血帯で圧迫し、その圧迫の程度による末梢の動脈の拍動や静脈のうっ血の変化などを詳細に観察し、血液は動脈から静脈に移行することを確認した。さらに静脈弁の機能についても解明し、静脈血が心臓に戻るには静脈での逆流防止が不可欠であるとした。肺循環に関してはレアルドらの業績を踏まえ、ガレノスの精気説を否定した。

しかし彼は未だ毛細血管については気づいていなかった。毛細血管の発見は光学顕微鏡が発明された後の1661年、マルチェロ・マルピギー（1628〜1694年）によってなされた[42]。

グルコース代謝の解明

フランスのクロード・ベルナール（1813〜1878年）は「肝臓における糖形成の機転について」と題する講演を、1855年コレージュ・ド・フランス（フランス国立高等教育機関）の研究発表会で行った[8]。当時は「有機化合物を作り出すのは植物だけであり、動物はこれを分解するだけである」という学説が信じられていた。彼は何も食べていないときでも、すべての動物の血液には糖分が含まれていることを見出した。その後、ウサギの肝臓を用いて実験を行い、死亡直後と24時間後の肝組織内の糖分を定量すると、後者の糖分量が前者に比して多いことを確認した。

さらに動物の死後ただちに冷水で肝臓を灌流すると、肝内の糖分を完全に追い出すことができるが、その肝臓をその後暖かい場所に置いておくと数時間後、さらに24時間後においても肝組織内の糖分を大量に見出すことができるとしてこれを「動物性肝糖生成の現象」として発表した[8]。すなわち肝の糖新生（gluconeogenesis）を明らかにしたのである。

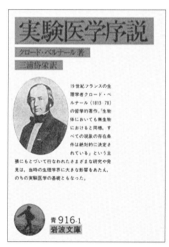

図8　クロード・ベルナールの『実験医学序説』

「実験医学序説」（クロード・ベルナール/著，三浦岱栄/訳），岩波書店，1970

ベルナールは生理学者、内科医であり、コレージュ・ド・フランスという最高の研究教育機関の教授に就任していた。コレージュ・ド・フランスは1530年フランソワ1世によって設立された教育機関で、学生の募集はなく学位の授与もないが、毎年各教授が前年の業績を発表する。この講演は一般公開され、誰でも聞くことができる。ベルナールはそこで、胃液の研究、膵液の研究、クラーレの作用機序の解明、一酸化炭素中毒の解明など多くの研究を発表して業績を上げ、「実験医学の父」とも言われた。さらにベルナールは、生体の内部環境は組織液の循環等の要因によって外部から独立している、すなわち「内部環境の固定性」という概念を発表し、これが後のウォルター・B・キャノンのホメオスタシス（恒常性）に繋がった。

ベルナールの『実験医学序説』は1865年にフランスで出されたが、日本でも1938年に三浦岱栄（たいえい）先生の翻訳で岩波文庫から出され未だに版を重ねている[8]（図8）。

ベルナールのコンセプトは「デテルミニスム」である。これはなかなか日本語に訳すのが難しいがフランス語では「le determinisme」、すなわち英語の「determine」（決定）由来の言葉で、「決定論」とも訳されるものであろうかと翻訳者も述べている。日本ではなかなか馴染まない言葉であるが、フランスでは馴染み深いようだ。「気紛れ、自由意志、偶然といったような因子の介入を避け、厳密な事実の因果関係のみを考慮する」という、いわば「実証的科学精神」を表すという言葉らしい[8]。

栄養代謝にかかわらず、クロード・ベルナールの名前はぜひ記憶しておくべきであると考え、少し長めに紹介した。

カスバートソンによるストレス反応の研究

デイビッド・カスバートソン（1900～1989年）はスコットランドのグラスゴーから南西に車で約30分のキルマーノックで生まれ、グラスゴー大学で医学を学んだ。生物化学者、栄養学者であり、後に英国エディンバラにあるエディンバラ王立学院の副学長を務めた。1920年代の若き時代にグラスゴー大学の病理学・生物化学研究所の研究員として従事し、外科的侵襲の経緯から全身の「ストレス反応」について明らかにした。

ウィルモア・DWはカスバートソンの功績を踏まえ、「ストレスとは生物に不均衡を引き起こし、そのために恒常性を脅かしたりする力、または因子に関する生理学的及び神経内分泌学に関連する言葉」と述べている[52]。

ではこれらを明らかにするために、どのような研究が行われたのであろうか。カスバートソンは、下肢、特に脛骨下3分の1の骨折がその他の骨折に比して治癒率が悪いのはなぜかという命題において、その治癒状況とカルシウム代謝に着目した。

彼は骨折部の癒合不全は異常なカルシウムバランスに関与するか否かという研究を開始した。初めにグラスゴー大学の学生ボランティア4名と週2ポンドで契約した。それらの学生と膝関節の非炎症性疾患症例患者3名を20日前後にわたり完全にベッド上に臥床させ、片側の下肢を副木で固定し、動かないようにした。その間患者には、毎日決まった食事を与え、尿・糞便を採取し、それらの出納を測定した。さらにカルシウムやリンの他に窒素、カリウム、硫黄、クレアチニンについても測定した。

彼は臥床がこれらの物質の軽度の排出増加をもたらすが、次第にそのバランスは元に戻ることを発見した[53]。

次に彼は下肢の長幹骨骨折患者について同様の研究を行った。驚くことにカルシウム排出は受傷後ほとんど増加せず、窒素（尿素として）、カリウム、リン、硫黄は驚くべき排出増加がみられた。この排出増加は先の研究時のものよりも非常に多く、局所の組織障害により引き起こされる細胞内構成量や、骨折部に溜まって再吸収された血液に匹敵する量をはるかに超えていた。

彼はこれらの増大は除脂肪組織の全身の破壊、特に骨格筋の破壊による全身の反応を表しているに違いないと結論した[54]。

その後の研究において、受傷後の異化状態と受傷後発熱との関連を最初に発見し、ストレス反応についての学説を完成させた[55]。

発熱と窒素の尿中排出量の関連についても観察し、肺炎などの発熱では窒素の排出増加は軽度に留まり、外傷との相違を指摘した。

このようにして、ストレス反応を定量化する受傷後の代謝的学問の分野が生まれたことは特記すべきことであり[55]、彼が後に英国王室から「サー（Sir）」の称号を授与されたことに通じるのではないかと考えられる。

１９４２年にカスバートソンは、外傷後に起きる代謝の変化には、いくつかの時期があるとした。外傷後の極初期に「干潮相（ebb period）」という代謝が低下する時期すなわちショックの時期があり、それに引き続いて「満潮相（flow period）」という代謝が更新する時期があることをまず明らかにした[56〜59]（表５）。彼は１９４２年2月18日英国王立外科学会の「アーリス&ガレ講演」で「Post-shock metabolic response」（ショック後の代謝反応）というタイトルで講演した[59]。

それによると、受傷直後、損傷部位は細胞活性の著し

表5　損傷に対する代謝反応（干潮相と満潮相）

干潮相（ebb period）	満潮相（flow period）
■体液減少性ショックの時期 ■生命維持・ホメオスタシスの維持 ・心拍出量の低下 ・酸素消費量の減少 ・血圧低下 ・組織灌流の減少 ・体温低下 ・代謝率低下	■交感神経系、副腎系ホルモン、サイトカインの放出が特徴 ■急性反応と適応反応が連続して起こる ・カテコールアミンの上昇 ・糖質コルチコイドの上昇 ・グルカゴンの上昇 ・サイトカイン、脂質媒介物質の放出 ・急性相タンパク質の産生

文献59を参考に作成

い障害をきたす。毛細血管は拡張し、透過性が亢進し、反応性の浮腫をきたし、局所の代謝が低下する。その後、損傷部位の反応は広がり、骨髄からの白血球の放出がみられる。これらの現象が、核酸またはそれらの代謝産物の遊離によるものなのか、あるいは血管運動性反応によるものなのかはわからない。一方、局所の進展は全身状態の悪化に引き続くショックの様態、すなわち明確な抑うつ状態を引き起こすかもしれない[59]とされている。

干潮相

外傷性ショックは外傷に伴う合併症であると、これまで長い間考えられてきた。しかし外傷性ショックは外傷に対する初期の反応の一現象であり、この時期は「干潮相」と言えるかもしれない。これは、代謝が低下している時期として特徴づけられる。すなわち、貧血、無酸素症、疼痛そして体温低下で始まり持続する。

重症例では倦怠感と脱水が主症状となる。この干潮相は受傷後12～24時間持続し、体液減少性ショックの時期であり、心拍出量の低下、酸素消費量の低下、低血圧を伴う。代謝の低下は血行動態が不安定な時期における防御機構である。すなわちこの時期は生命の維持・ホメオスタシスの維持が第一義的であるとカスバートソンは述べている（表5）。この後に細胞の活性化が引き続かないと、患者は死亡するということに注意しなくてはならない[59]。この時期で最も怖いのは組織の窒息状態であり、ジョン・ハンター（1728～1793年）はこの時期に酸素の投与を勧めていることをカスバートソンが紹介している[59]。

さらに窒息状態や出血に関連した高血糖は、血流が低下しているときの細胞の栄養不足を補おうとしているのかもしれない。in vitroの実験において、カスバートソンは透過性の亢進あるいは血漿のカリウムイオン濃度の増加を伴う赤血球の透過性の亢進は、血中にグルコースを加えることにより抑制されると述べている[59]。

満潮相

干潮相の後に「外傷性炎症」と言われる現象とともに代謝活性が上昇する。この過程は組織の修復に先立ち、充血、浸出及び白血球の湧出として特徴づけられ、「満潮相」と考えられるかもしれない。

尿量は外傷直後減少し、一時的に無尿の時期もみられ、外傷後24時間後には次第に回復し、その後増加する。すなわち干潮相では尿量も少なく、窒素、リン、カリウム、硫黄の尿中排出量も少ないが、満潮相になるとこれらの尿中排出量は増加し、1日23gの窒素の排出をみることがある。しかし最初のボランティアを用いた実験においては、このように多くの窒素、リン、カリウム、硫黄の排出はみられず、局所の損傷または廃用萎縮（disuse atrophy）によるものでは説明がつかない。過度の全排出量の硫黄／窒素比を検討すると、異化によって生じた物質の硫黄／窒素比が筋肉内の硫黄／窒素比によるものであることは明らかであり、全身性の骨格筋の異化によるものであると結論した[59]。

ヒトの骨折患者においては窒素の尿中排出がピークに達するのは受傷後4～8日目頃であった[59]。異化が亢進しているときに患者が消費できる最大量のタンパク質（230g）とエネルギー（4,100kcal）の食事を投与しても負の窒素平衡を排除することはできなかった。

これらの事実をさらにラットを用いて、手術的に骨折を作成して確認した。ラットでは尿中窒素排出量のピークは3～4日頃に起こり、ヒトよりもやや早くそのピークが来ることを確かめた[58]。

多くの損傷例では、窒素の排出量は体温上昇の時期と一致している。しかし肺炎例を検討すると発熱時には異化反応が認められなかった。したがって発熱そのものと異化反応との関連はないように思われる[59]。損傷した筋肉によるカリウムイオンの喪失はあるが、それによって喪失するよりも多くのカリウムイオンが排出しているので、過度のカリウムイオンの排出は細胞障害の結果としての透過性の亢進によるものであり、過度のクレアチニン尿は損傷した四肢の筋肉で起こる過程であろう。損傷後の体重減少の5分の4は筋肉の喪失に由来するとされている[59]。

組織修復に対する動物実験（イモリ）では、損傷後に食事を与えても与えなくても、切断した四肢の修復は関係なく同様になされたことから、食事の影響は二次的なものであった[59]。その後多くの研究者がストレス反応とホルモンの異常分泌について研究したが、明確な結果は得られなかった。そのうち第二次世界大戦が勃発したために「戦傷とストレス反応」の分野の学問は大いに発展し、グルココルチコイドの測定が可能となった。ムーア・ＦＤは17-ケトステロイドの尿中排出量を測定し、ストレス反応とグルココルチコイドの関係を発表した[52, 60]。

ムーアによる損傷からの回復過程の研究

ムーア・ＦＤは１９５２年10月に米国・ピッツバーグで開催されたThe Excelsior Surgical Societyの第７回エドワード・デロス・チャーチル記念講演で損傷からの回復過程に関するこれまでの研究について講演し、その要旨が「Ann of Surgery」に掲載された[60]。余談であるが記念講演に名を冠するチャーチル（１８９５～１９７２年）はマサチューセッツ大学ボストン校の外科教授で、同大学附属病院の胸部外科医であった。著書の『Churchill-Cope reflex』（肺浮腫による肺血管のうっ血と頻脈）で有名である[61]。

ムーアは米国・ボストンのピーター・ベント・ブリガム病院（現在のブリガム＆ウイメン

ズ病院（ＢＷＨ）の外科医で、症例75例について術前・術後にわたり詳細な検討を行った。ハーバード大学医学部は１７８２年ボストン郊外のケンブリッジに創設されたが、１９０６年に現在のボストン市街ロングウッドに移設された。この地区には有名な病院ベス・イスラエル・ディーコネスメディカルセンターや、ボストンチルドレンズ病院、ダナファーバー癌研究所病院、ジョスリン糖尿病センターなど多くの病院があり、ロングウッドメディカルエリアと言われている。これらの病院は皆ハーバード大学医学部の附属病院であるがそれぞれ独立している。その一つにＢＷＨがあり、同病院は建物がハーバード大学医学部と直結するメインの大学病院である。ハーバード大学医学部の正門は石造りで荘厳な様相を呈している（図９-ａ）。ＢＷＨの一角にソーンビルがあり、その14階に、以前ウィルモアが室長を務めた外科代謝・栄養研究室がある（図９-ｂ）。

ムーアは侵襲後の生体反応（手術や外傷からの回復過程）を「生化学的」「内分泌学的」「目的論」から考察している。[60] 生化学的には術前・術後に現在一般に行われている血液検査や尿検査に加えて、尿中窒素とカリウムイオン、ナトリウムイオンの排出量の測定、毎日のエネルギー投与量等の測定がなされた。

内分泌学的には尿中17-ケトステロイドの排出量、末梢血中好酸球（Eos）数が測定された。

ムーアの原著では3番目に「Teleology」と記載されているが、それは「目的論」と訳されている。辞書によるとその語源的意味は「想定される原因よりも、役に立つ目的によって起こる現象の説明」とされている。ここでは「侵襲に対して生体が適応した結果」とでも解釈するのか、ムーアはキャノンのホメオスタシスの考え方から説明している。「急性の外的変化にかかわらず正常なバランスにおいて内部環境を維持するために、多くの力によって起こされる全生物学的な結果」、すなわち、「障害されたときに正常な状態に戻すための種々の生物学的仕組み」という意味で使われている。

回復の過程は、完全な創傷の治癒、喪失した組織の回復、そして活力と

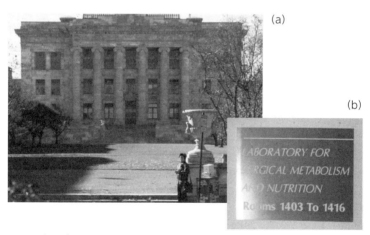

図9　ハーバード大学医学部 正門（a）と同校の外科代謝・栄養研究室の入口にある案内板（b）

ハーバード大学医学部はボストンのロングウッド地区にある。石造りの荘厳な正門で、この裏にあるブリガム＆ウイメンズ病院と直結している。同病院の奥にソーンビルがあり、その14階にウィルモア・DWの研究室があった。

（a）「臨床栄養と我が人生」（大熊利忠/著），p28，熊日出版，2017より転載

再生への回帰に対する急性の損傷によって引き起こされたホメオスタシス力の持続である。このことをムーアは、「ホメオスタシスという言葉は自然現象の目的論的な解釈である」と表現しており、その自然現象には4相の過程があると説明している。

術後経過の4相を表6に記載し[60]、そこにわが国での分類を括弧内に追加した[62]。各相を、臨床像、創傷治癒過程、代謝変動に分けて、手術侵襲度が10段階の6〜7のものを記載している。

その中の末梢血好酸球数と17-ケトステロイドの尿中排泄量との推移について以下で述べる。

末梢血好酸球数の推移

症例は45歳男性、胃がんに対する胃全摘術。麻酔はペントバルビタールとエーテル麻酔の併用である。測定は術前から始まり、術後5日目までを第1相、9日目までを第2

表6　損傷後の正常な回復における代謝変動

第1相	アドレナリン・コルチコイド相 （損傷相：術後3〜4日間）
第2相	コルチコイド消退相 （返還相：術後4〜6日目）
第3相	自然同化相 （筋力強化相：術後7〜10日目）
第4相	脂肪量回復相 （脂肪量回復相：術後数週から数カ月間）

文献60，62を参考に作成

相、30日目までを第3相、それ以降を第4相としている（図10）。

好酸球数は、術前値約150/mm^{3}で、術前の数時間の時点で軽度の低下（術前値の約半分）を示し、術中から急激に低下し、ほとんど0に達した。術後3〜4日目頃から回復し、第2相の7日目では術前値よりもはるかに上昇し、約2倍の最高値に達した。この状態をムーアは「the backswing overshoot」と表現した。この推移は麻酔の種類によって、また、術後疼痛や感染の合併によって大きく左右されると彼は述べている。

術後合併症がなければ8日目頃から徐々に下降し、15〜20日目頃に術前値に回復して以後ほとんど変化はない。

好酸球数が最初に下降する時期は第1相の「アドレナリン・コルチコイド相」の始まりを

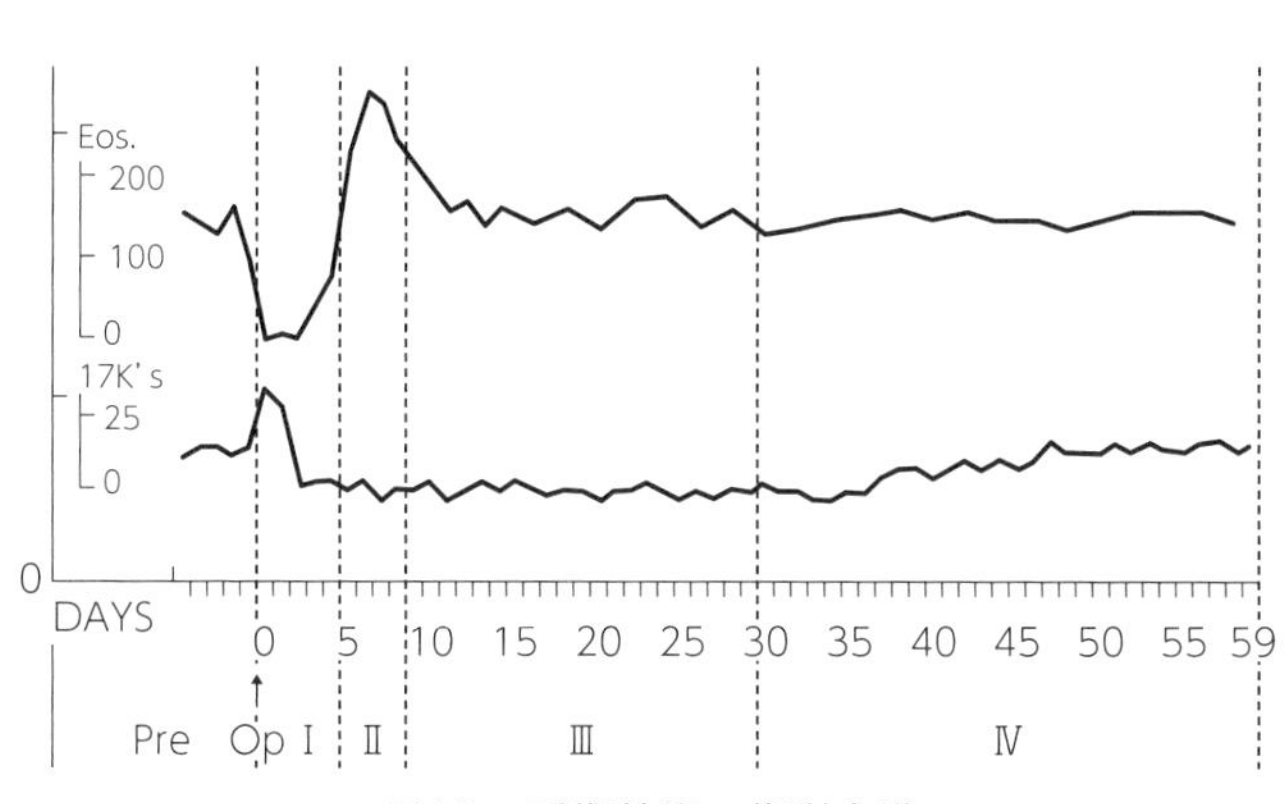

図10　手術前後の代謝変動

Eos.：末梢血好酸球数、17K's：17-ケトステロイド（mg/24h）、Pre：術前、Op：手術、Ⅰ～Ⅳ：第1相～第4相

文献60，p297を参考に作成

予見し、上昇し始める時期すなわち「the backswing overshoot」の始まりは第2相の始まりを予見し、下降する時期は第2相が終わる時期を予見するものと考えられる、とムーアは述べている[60]（図10）。

17-ケトステロイド尿中排出量

17-ケトステロイド尿中排出量は好酸球数と対照的に増減する[60]（図10）。術直前には軽度上昇し、術中から術後1日目に著明に上昇する。しかしこれは術後2日目には下降し始め、以後正常値以下に留まる（第1相）。第2相、3相では正常値以下に留まり、大きな変化はない。第4相になって17-ケトステロイドの尿中排出量は次第に正常値に回復する。

創傷治癒と食事の関連については、第2相までは栄養はあまり関連しないが、その後の栄養投与により生命維持及び回復過程に著しい違いが出てくる、とムーアは述べている[60]。

「Teleology」からみた患者の状態の説明

第1相：アドレナリン・コルチコイド相（術後3～4日間）

損傷した生体は侵襲と闘うためのエネルギーをただちに必要とする。重要な各臓器に血液を供給するために末梢血管は収縮し、出血を止めるために血液凝固機能が高まる。侵襲と闘い、危機状態から脱出するための筋肉の運動をカバーするために心拍出量が増加する。酸素化を改善するために細気管支が拡張する。この目的を達成するための最初の反応として副腎髄質系の働きがある。これらはキャノンの古典的な研究には述べられていない真の調整の時期である。この最初の調整は非常に早く終わって副腎皮質系が働く時期に続くので、一般には気づかれない。副腎皮質系が働く時期は、血圧を保ち、内因性のエネルギー産生という二つの役割しかなく、副腎髄質系が働いていた際には達成していた目的を完全に支えるものではない。

副腎髄質系での調整は1～12時間と短く、副腎皮質系が働く時期は3～5日とより長く続く。この二つは類似しているが連動することで相乗的な目的を果たしている。

エネルギーの観点でみると、副腎髄質活性は体内の炭水化物（400g）を短時間に燃焼してしまう。一方、脂肪の酸化は高率に（200～400g/dayまたは1,800～3,600kcal/day）数日間持続する。また、タンパクの崩壊と酸化過程が早急に進み、窒素の排出として現れる。筋肉のタンパク質を用いた糖新生はエネルギーを供給することができるが、この場合は、熱源と言うよりも創傷治癒（筋肉は唯一内因性の原料である）のための原材料を提供する目的で筋肉の崩壊が起こる。しかしこれらの二つ（副腎髄質系と副腎皮質系）の血圧維持機構は当初協力して行われるが、副腎髄質系による効果が長く続くと後の血管収縮性の頻脈や低血圧といった危険な臨床的様相を呈し、それ自体が生命の危険を招く。

逆に副腎皮質系の働きによるステロイド性の昇圧機構は、外科医が輸液や塩分を過剰に投与しない限り、生物に損傷を与えずに数日間続けることができる。

副腎髄質系の作用は実際に急性の救急に際して設計され、その時期が終わるのは早ければ早いほどよい。副腎皮質系の昇圧機構には制限はあるが、副作用を起こすことなく、より長い期間続くようにデザインされている。ただしあまりにも長く（7～9日間）続けば、危険な合併症に遭遇する。

また出血に遭遇した際に重要なことは凝固機能に関することである。出血時の凝固機能の変化は損傷に対する正常な変化である。キャノンは、これらの変化が副腎髄質系の作用なのか、あるいは副腎皮質系または肝臓の作用なのか、またはこれら三つの作用なのかは不明であると30年前の最初の研究で述べている[60]。

創傷治癒の点からみると、第1相において、窒素、カリウム、そしてその他の細胞内電解質の代謝的動員がなされるのは、創傷部の治癒のために原材料を供給するという主目的のためである。それらの原料は、傷つき、食べ物を求めることができないという飢餓状態の生体では必須のものである。熱源としてのエネルギーは損傷し飢餓状態にある生体に供給されねばならないし、また食物内にある細胞内原料は新しい原形質を作るのに必須である。これらの物質は体組織から供給される。

これらの考え方を補強するものとして、「ストレスに伴う創傷治癒に利用できるように、体内窒素を緩める」という概念を提唱したモントリオールのジョン・ブラウンの研究に我々は、恩恵を受けている。この概念は我々にとって非常に有益なものである。すなわち第1相における細胞内の変化は、創傷に新しい組織を形成するための物質を提供するためであり、この異化反応は危険であるという反対の意見に勝るものである。

ブラウンはカナダ・モントリオールのマギル大学の内科学教授で、内分泌学を専門にした。「体内窒素を緩める」という概念は「The First Clinical ACTH Conference」に彼が発表した論文から引用している[63]。ここでは文献としてだけ挙げておく。

損傷後に引き続く最初の副腎皮質系の働きによって起きる内分泌反応はコルチゾン様ホルモンの分泌の増加であり、これは線維組織の増殖を抑制し、創の癒合を阻害するとされている。しかしこの反応は、創傷の初期には創の癒合よりも昇圧・エネルギー機構が優先されるという合目的なものと我々は考えている。第1相はこれらの緊急時の目的を達成することで、コルチコイドの分泌が消退すると同時に線維化が始まり、創の抗張力を急速に回復させられるように細胞内物質を緩めるのである。

我々はハンス・セリエ（1907～1982年）の「警告反応」（alarm reaction）に対する言及と知識なしに第1相の内分泌学を理解することはできない。セリエの実験では、自然に起きる「ショック、反ショック、そして疲弊」（shock, counter-shock and exhaustion）に至る一連のストレス反応を取り扱っていた。彼はヒトの回復過程の第1相の早期にみられる、多くの代謝変動を挙げている。しかし、外科手術後のように限られた範囲の創傷では、反ショック期や疲弊期には移行せず、創傷治療や回復段階へと向かう。セリエの「汎適応症候群」(General Adaptation Syndrome)では、種々のストレスに対する生体の反応を大きく三つに分けて述べている[64](表7)。なお、「ストレス」という言葉を最初に使ったのはセリエである。それぞれの反応の詳細は省略する。

第2相：コルチコイド消退相（術後4〜6日目）

第1相の終盤になると、生体は循環効率アップ、エネルギー産生及び創傷のための細胞成分の動員を維持するホメオスタシスの過程がゆっくりと収まっていく。やってきた危機は過ぎ去り、優先順位が次第に変化する。

第2相は、これまで危機対応として亢進していた循環系統、内因性のエネルギー産生そして異化が、創傷治癒や消化、成長そして再生を行うための生物学的な目的を達成するレベルまで次第に後退す

表7　セリエの汎適応症候群

①	警告反応期（alarm reaction） ショック相（shock phase） 反ショック相（counter-shock phase）	 6〜48時間 48時間〜
②	抵抗期（stage of resistance）	1〜3カ月
③	疲弊期（stage of exhaustion）	

文献64を参考に作成

るための最初のステップである。第2相は緊急に対する機能から栄養機能への移行期である。ここでの代謝的特徴はコルチコイドの分泌が消退するということであり、これはcorticoid withdrawal phaseという名前で表現されている。すなわち第2相と互換性がない第1相の調整機能を停止することで、第2相が始まり、創傷の線維化が起きると考えられている。なお、この時点で身体は食事の準備をする。すなわち第3相は外因性のエネルギーなしには始まらないが、第2相の代謝の変化は食事を摂取してもしなくても同化が開始される準備があることである。

創傷での変化は、第1相や第3相に比べると第2相が最も大きい。コルチコイド様因子が消退すると、2～3日の間に創の肉眼的様相は劇的に変化する。これが食事がなされない時期にも起きるということは、第1相における細胞動員の有効性とコルチコイドが回収された後の線維化及びコラーゲン沈着の迅速性に対する証左である。

このことは我々外科医にとっては非常に重要なことである。1968年に完全静脈栄養法（TPN）がダドリック・SJらによって発表されてから、術後の栄養管理に多くの関心が払われ、術直後からTPNで総量の栄養を投与すべきであると言われた時代があった。しかし経腸栄養（EN）が発展し、早期経腸栄養法の有用性が言われ、早期と後期の静脈栄養のいずれがよいのかが問われていた。カスバートソンらの観点[59]と若干異なるが、ハイランド・DKらはICU症例における早期TPN群とEN群における系統的レビューをまとめ、

ＴＰＮ群に比してＥＮ群では感染性の合併症が少ないということを述べた[65]。また、ベルギーのファン・デン・バーグらは多施設共同のランダム化されたコントロール試験を行い、早期ＰＮ群に比して後期ＰＮ群では、ＩＣＵからの退出日数及び在院日数が有意に短く、感染性の合併症も少なく、コストも１６００ドル少なかったと報告している[66]。

これらの報告は明らかに、ＥＮ群のほうがＩＣＵ入室後の栄養投与量が少ないにもかかわらず成績が良好であるという事実を示している。

カスバートソンも骨折患者の術後経過から、異化期（満潮相の初期）には、多くの栄養（タンパク質230g，4,100kcal/day）を投与しても正の窒素平衡を得ることはできないことを証明している[59]。

第3相：自然同化相（術後7〜10日目）

食事が始まった後、回復過程を続けるには外因性の窒素が必須である。外部から新たな窒素源を得ることで、身体構成は再構成され、筋力がゆっくりと回復してくる。創の変化は未だ続いていて、コラーゲンの蓄積が持続し、瘢痕が形成され、創の抗張力が増してくる。これらの創の変化は増加した細胞に関連するのではなく、むしろ細胞間の物質と関連する。脂肪の蓄積が起きる前に筋肉の変化が起こり始める。創と筋肉は再生の時期には最優先される。

第4相：脂肪量回復相（術後数週から数カ月間）

創傷と筋肉の再生は今や最低の順位であり、創の活動性は低下し、瘢痕は次第に白く柔らかくなる。筋力は回復し、残っているのは第1相で消費したエネルギーの倉庫である体脂肪を構成することである。これはこの相の目的のように思われる、とムーアは述べている。[60]

ムーアの観察は非常に鋭く、ここで述べられている基本的な臨床像について現在の新入医局員に教授すべきことは非常に多いと考える。外科系を志す若い医師にはムーアの原著[60,61]をぜひ読んでいただきたいと思う。

第4章 完全静脈栄養法の開発

ローズの功績

2002年2月8日の「The New York Times」は「Jonathan Rhoads, 94, Medical Innovator Dies」（ジョナサン・ローズ、94歳、医療の革新者死す）という記事を報じた。記事では、「経静脈栄養を開発して医療の重大なブレークスルーを成し遂げたフィラデルフィアの外科医、1月3日に死亡」と伝えている。

ジョナサン・エヴァンス・ローズ（1907～2002年）はフィラデルフィアで生まれ、フィラデルフィア大学でその生涯を閉じた偉大な外科医である。

彼は4分の3世紀を外科医として活躍し、「Annals of Surgery」の編集委員を55年にもわたって続け、1971～1973年には編集委員長を務めた。また、がんの研究にも熱心で、胃がん、大腸がん、乳がん、肝臓がんなどについての多くの論文を発表し、1969～1970年「米国がん学会」の会長を務め、雑誌「Cancer」の編集委員も20年間務めた。

地元のハバフォード大学在籍時は棒高跳びの選手で、大会に出て負けたことがなかったという。

ジョンズ・ホプキンス大学医学部時代に後に妻となるテリー・フォリンに出会った。フォリンの父は血糖測定のフォリン・ウー（Folin-Wu）法を開発したハーバード大学の生化学の教授であった。インターン時代、ローズはペンシルバニア大学の外科でラヴディン・ISの指導を受けた。当時ラヴディンが急性胆嚢炎を発症し、脊髄麻酔で手術を受けたとき、ニューヨークからアラン・ウイップルが呼ばれたが、ラヴディンはローズに執刀させた。術中ラヴディンはローズにとやかく口頭で指導していたが、それを見ていたウイップルはラヴディンに「やめなさい、黙って」と注意した、というエピソードがある[67]。

ローズは1933年に世界初のクローン病の手術を行い[68]、1936年には世界初の膵島細胞腺腫手術を行った。その際切除した膵臓のスライスを糖尿病患者の腹直筋に移植した[67]。彼は妊娠中毒症で肝不全、腎不全となった患者に腹膜透析を行い、これを救命した[69]。オランダのウィルヘルム・コルフはこの腹膜透析に興味をもち、ペンシルバニア大学を訪れている。その後1943年にコルフは人工腎臓を開発した[69]。

ローズは腹膜炎の患者に最初にサルファ剤を使用し、空腸の多発穿孔をきたした高胃酸患者に対し世界初の胃全摘術を行って救命した。この成果は、後のZollinger-Ellison症候群の治療法に繋がった。ローズの業績はいずれも素晴らしいものである。彼は1946年に進行した結核に罹患し、当時発見されたばかりのストレプトマイシンを使用し救命されたが、第八脳神経（内耳神経）障害をきたした。しかしこれも後に治癒した[67]。

彼が外科医として最も興味をもった分野は「外科栄養」であった。これには彼の指導医であるラヴディンが興味を示していて、彼らはともに、低栄養患者の胃腸吻合術後において胃から腸への排出が遅れることを観察していた[70,71]。

彼らはイヌに低タンパク血症を発症させると、胃腸吻合部の浮腫が認められ、これが胃から腸への排出の妨げになる原因であるということを確認した。さらにイヌに術前高タンパク食を投与し、低タンパク血症を改善すると胃からの排出が正常になることを確かめた。彼らはこの事実をすぐに臨床に反映し、低タンパク血症患者の術前に血漿を経静脈的に投与した。その結果、非投与例に比べて有意に術後の経過が改善された[67]。

ローズはこの低タンパク血症の患者に興味をもち、その患者のほとんどは経口的に食事が摂取できないので、経静脈的に栄養を投与する方法の研究に焦点を絞った。

経静脈的に全栄養を投与するのに最も苦慮したのが、グルコースの濃度と投与量の関係である。濃度を上げれば末梢静脈が静脈炎をきたし、血栓を形成して静脈は閉塞してしまう。濃度を下げれば、肺水腫をきたすことなく全量を投与することが困難である。そこで彼は成人に対し、投与量を1日5Lに制限し、利尿剤を併用した。これにより、幾分かの症例においては窒素バランスを正に保つことができたが、一定の効果を得ることはできなかった[67,72]。そこで、この問題を解決するために動物実験を行うことにした。その頃ローズの研究生であり、同学部の生化学教室のハリー・バーの助手であったスタンレー・ダドリック（1935年〜）にこの仕事をするよう命じた。ダドリックはフランスの軍医であるオーバニアック・Rの論文[73,74]を見て、経皮的に鎖骨下静脈を穿刺し上大静脈にカテーテルを留置する方法を取り入れた。オーバニアックの原著は1952年「Press Medicale」[74]にフランス語で掲載されている。この方法を採用することによってダドリックは、高濃度のグルコース液を投与しても血栓を形成することなく安全に投与できる方法を開発した。

ちなみに1953年セルディンガー・SIは、このオーバニアックの論文を見て血管造影セルディンガー法[75]を開発した。

ダドリックは子イヌにオーバニアックの方法を施行し、ドッグフードを投与された同腹の子イヌと比べて、同じように成長発育し、体重も同様に増加することを発表した[76]。この論文は経口摂取なくして成長発育を遂げた動物の最初の報告となった。その後小児の小腸閉鎖症などの先天性腸管異常症に対して同法を用いて、世界で初めてこれらの症例を救うことができたことを発表した[77]。

この方法は瞬く間に全世界に広がり、わが国でも1970年12月に東北大学第二外科教授葛西森夫先生のもと「完全静脈栄養研究会」が発足した。この件については第10章にて詳述する。

米国の静脈・経腸栄養学会は1976年に発足したが、1978年第2回大会から「Jonathan E. Rhoads Lecture」を設定し、当時の代表的な臨床栄養学者の講演を行った。最初の講演者はスタンレー・レベンソンで「The Influence of the Indigenous Microflora on Mammalian Metabolism and Nutrition」（哺乳動物の代謝と栄養に与える内因性の腸内細菌叢の影響）というタイトルであった。レベンソンはニューヨークのアルバート・アインシュタイン医学校の外科教授であり、熱傷の治療で有名である。

第2回目の講演は1979年、先にこの書に記載したデイビッド・カスバートソンが行った。講演のタイトルは「Metabolic response to injury and its nutritional implications：retrospect and prospect」（外傷に対する代謝反応とその栄養学的応用：過去と未来）であった。その後、ムーア、キニー・JM、ダドリック、フィッシャー・JE、ウィルモア・DWなど錚々たるメンバーが次々と講演している。ちなみに2017年はダレン・ハイランド（ハイランド・DK）が講演した。彼はカナダのオンタリオ州のクイーンズ大学医学部の内科及び疫学の教授で救急医であり、重症敗血症患者に対する免疫経腸栄養剤の使用は普通の経腸栄養剤を使用するよりも死亡率が高いということを発表し注目を浴びた[78]。

現在、完全静脈栄養法（TPN）の開発者は一般にはダドリックとされているが、実際にはローズのアイデアであり、彼の功績として称えられてしかるべきである。もちろんダドリックも素晴らしい外科栄養学者であることは言うまでもない。

ダドリックのＴＰＮ開発へのチャレンジ

ここでダドリックのＴＰＮ実験中のエピソードについて紹介する。

これは２０１５年第30回日本静脈経腸栄養学会学術集会の葛西森夫記念講演会で、ダドリックが講演した内容である。タイトルは「研究を成功させるための基本的な美徳と哲学の関係」である[79]。

彼は講演の冒頭、「本当に新しいあるいはユニークなアイデアはない。単に新しいデータ、新しい技術というものが存在するだけである」と述べた。１９６０年代には一般的に「完全に静脈だけを用いて栄養を投与することは不可能である」と考えられていた。ＴＰＮは、ほとんどの医師や外科医に「Holy grail」（絶対達成できない理想、見果てぬ夢）あるいは「Gordian knot」（解きほぐせない問題）と考えられていたのである。

ダドリックは、「この仕事（ＴＰＮ開発）は本当に夢のような話で、やらなければならないことすべてが未知の世界であった」と述べている。まずは次に挙げるような疑問を解決することが必要であった。

①完全な静脈栄養輸液の処方を決定すること
②高張糖液投与に関する問題

③長期間中心静脈内にカテーテルを留置することのメリットとデメリット

①の輸液の処方についてはそれまで何もわかっていなかった。タンパク源にはほとんどの場合、タンパク水解物、すなわちカゼイン水解物やフィブリン水解物が使用されていて、その15~20%がオリゴペプチドからなるためにアレルギー反応が起きる。また、その80~85%は遊離アミノ酸で構成されているが、バランスの取れた窒素源とするにはいくらかの遊離アミノ酸を添加しなくてはならなかった。

②の高張糖液投与については、それまでグルコースは末梢輸液として投与されていたので、等張の5%濃度が一般的であり、これを5~6倍の濃度にすることなど到底考えられなかった。

さらには③の長期間持続的に投与することの有効性と安全性を証明しなくてはならなかった。カテーテルの長期間中心静脈内留置については誰も考えたこともなかったし、しかもその投与期間中、無菌状態を維持するにはどのようにしたらよいかなど多くの解決すべき問題があった。

無菌的投与方法

無菌的輸液の作製にはメンブレンフィルター（0.22μm）を使った、非加熱滅菌法による方法が採られた[80,81]。中心静脈内に留置したカテーテルからの輸液を長期間にわたり無菌的に投与するには、輸液ライン中にメンブレンフィルターを置くことが有効であることを最初に実証したのがウィルモア・ＤＷとダドリックであり、イヌで有効性を確認し、ヒトに応用した[82]。メンブレンフィルターの開発は１９５４年頃から始まった。細菌を顕微鏡下に直接カウントする方法として開発され[80,81]、１９６０年頃にはすでに米国のＥＭＤ社がMillipore®のライセンスを取得し幅広く活動していた。

ここでウィルモア・ＤＷ（１９３８年〜）について述べる。

彼は米国のカンザス州のニュートンで生まれ、カンザス大学医学部を卒業している。インターンはペンシルバニア大学外科学教室で研修した。１９６５年からレジデントとして同大学医学部の外科教授ローズの指導のもと同僚のダドリック、バー・ＨＭらとともにＴＰＮの開発に従事し、１９６８年この仕事を完成させた。

その後１９７９年にハーバード大学医学部の外科の助教授となり、同年同大学院の附属病院であるＢＷＨの栄養管理サービス部門のディレクターとなり、１９８９年には同教授に就任している。

彼は外科侵襲学に興味をもち、カスバートソンの骨折患者の窒素の排出の研究を紹介している[52]。さらに外科侵襲反応の軽減方法を検討し、持続硬膜外麻酔による術後疼痛の緩和などで九州大学の生体防御医学研究所教授の辻秀男先生のもとを数回訪れていた。この件については第7章の冒頭で詳述する。

また、成長ホルモンやグルタミンの栄養療法への導入なども取り入れ、TPNの開発以降、常に世界の臨床栄養の分野をリードしてきた。私も1988年に一度ボストンのBWHに彼を訪問したが、温かく接してくれた。当時彼は骨髄移植患者に対するグルタミンの効果について、BWHに隣接するダナ・ファーバー癌研究所で臨床研究を行っていたが、同施設を自ら案内してくれた。

1984年には欧州静脈経腸栄養学会（現 欧州臨床栄養・代謝学会）においてカスバートソン記念講演を、1989年米国静脈経腸栄養学会ではジョナサン・E・ローズ記念講演を行った[83]。

高張糖液投与に関する問題

必要エネルギーを投与するにはどうしても高張糖液にしなくてはならない。上大静脈という血流が最も多い血管に直接投与することによって、高張糖液は血液により希釈されるという画期的な考え方をダドリックらは提唱した。しかし、①上大静脈へ持続的に直接投与することによる静脈内膜、心臓・肺の血管、赤血球、白血球、血小板などに対する影響、②循環系に最初に入ったときに肝と膵臓をバイパスすることによる体細胞に与える影響、③糖尿病患者に対する影響、④膵臓のインスリン分泌刺激に対する影響、など多くの解決すべき課題が新しく発生した。

インスリンについては、開業医のフレドリック・バンティングが自分のアイデアをカナダ・トロント大学教授のジョン・マクラウドに相談したことを端緒にして、バンティングが当時トロント大学の医学部生であったチャールズ・ベストとともに１９２１年、イヌの膵臓からインスリンの抽出に成功したことは有名である[84]。バンティングとマクラウドはその後ノーベル賞を受賞したが、実際にはマクラウドではなく、ベストが受賞すべきだという批判が出た。

その当時のインスリンによる血糖管理は皮下注射で行っていた。ダドリックはイヌの実験において高張糖液を持続注入する際はインスリンを皮下注射で投与し、血糖を管理しようとした。しかし、この方法では血糖コントロールが非常に難しいことがわかった。そこでインスリンを高張糖液に混合して中心静脈から投与したところ、血糖値が安定することを見出した。１９６０年代には、静脈内にインスリンを投与するとショックを起こすので禁忌であるとさえ考えられていたため、ダドリックの方法に対し、内科医は強い抵抗感を露わにしたが一定の効果が得られたことは事実である。

メイラード反応の抑制

輸液の処方を考えるうえで問題になったのは「メイラード反応」である。この反応は「褐色化反応」とも言われ、糖とアミノ酸を混合するとキャラメル様の褐色化をきたすという現象であり、フランスの内科医であるルイ・カミーユ・メイヤール（1878～1936年）が解明した。この反応は酵素を必要とせず、熱やpHによって左右される反応であり、食品でも普通に起こり、一種の「うまみ」のもとである。例えば肉や玉ねぎを焼いたり炒めたりすると褐色になる。アミノカルボニル反応とも言われ、いくつかの反応の段階を経て、反応の後期には「糖化反応後期段階生成物」（AGE）が生成される。AGEは、タンパク質中のリジンやアルギニンなどの側鎖をグルコースなどの糖あるいは糖由来のカルボニル化合物が修飾することで形成される多様な生成物の総称である。AGEは糖尿病腎症、網膜症、動脈硬化症などを引き起こすことが明らかになっている[85]。

調べる中で、輸液のpHを酸性にするとこの反応が起こらないことがわかった。幸い多くのL型結晶アミノ酸は塩酸塩で、水溶液にするとpHが4・5~5になりメイラード反応を抑制するには好都合であった。しかし、この酸性液を持続的に投与した場合、特に新生児や未熟児においてアシドーシスをきたさないかという懸念が生じてきた。そこでいくつかのアミノ酸に関しては酢酸塩に変更された。

もっとも、初期のこの研究においては、窒素源としてはフィブリン水解物やカゼイン水解物が使用されていた。当時米国では個々のL型結晶アミノ酸は手に入らなかったからである。その後日本の企業がL型結晶アミノ酸を製造していることを知り、ダドリックらは窒素源をL型結晶アミノ酸に変更した[86]。

低リン血症について

ダドリックらが行った成人患者への最初のTPN症例において、次第に無関心、無気力、筋力低下、活動性の低下、呼吸の変化が観察され、血清リン値がゼロであることが判明した。これに対しダドリックらは、TPN溶液内のリン酸濃度を増やすと劇的に症状が改善し、完全に回復したことを報告した[87]。この症状は、大量のグルコース投与によりグルコースが細胞内に多く取り込まれ、その際にリンも一緒に細胞内に入るため血中リン濃度の低下をきたし、特にリンを必要とする脳、心臓、骨格筋が機能低下を起こすためにみられるものである。これに関連した「リフィーディング症候群」については本章末に詳述する。

栄養素としての脂肪投与

炭水化物やタンパク質と同様に、脂肪は動物にとって必須の栄養素である。当時米国ではアップジョン社がLipomul®という脂肪乳剤を市販していた。この製品は標準化されず、粒子径も1～10μmとばらつきが多く、血中のカイロミクロンの粒子径とは程遠い製品であった。不安定で、熱に弱く、冷却を要した。また、製造過程で種々の不純物が混入していた。米国食品医薬局（ＦＤＡ）はイヌに同製品を投与し実験を重ねた結果、同製品のヒトへの使用を突然中止した。

ＴＰＮ開発の初期において、ダドリックらは動物の実験では同製品を使用していたが、ヒトには使用できないことを受けて、ある小児例に対し、リノレン酸を皮膚に擦り込んだり、両親や血液銀行と協力して輸血したりすることにより、必須脂肪酸欠乏症（ＥＦＡＤ）を予防していた。しかし成人例においては同じ方法でもＥＦＡＤが発生した。

ＥＦＡＤの診断においては現在も血中脂肪酸分画を測定し、エイコサペンタエン酸とアラキドン酸の比すなわちTriene/Tetraene比（T／T比）が用いられている。T/T＜0.4が正常値で、T/T＞0.7でEFADという基準がある。脂肪をまったく投与しないと、血中脂肪酸分画では約10日前後でEFADが現れ、臨床的には約3週間後から皮膚の乾燥落屑が始まり、次第に眼、鼻孔、口唇周囲に湿疹が現れる。必須脂肪酸としては健康成人ではリノール酸として1日2～7gの摂取が必要とされている。しかし脂肪はエネルギー源としても重要な栄養素であり、一般には全投与エネルギーの20～30％を投与すべきである。EFADをどのように克服したのかは第8章で詳述する。

微量元素とビタミン

ダドリックが実験を行っていた20世紀中頃には、微量元素の必要性はすでにわかっていたが、静脈内投与量についてはまったく未知であり、経口的投与を参考にして、当てずっぽうの見積もりで始められた。微量元素の何をどのような形で投与すれば適当なのかはまったくわかっていなかった。そしてまた、その有効性をどうやって確認するか、毒性の有無をどう判断するかなど幾多の問題があった。

亜鉛については、当時タンパク源としてフィブリン水解物が使われており、加水分解する際に不純物として亜鉛が入るために亜鉛欠乏はほとんどみられなかった。また、亜鉛欠乏症にはヒト血漿が治療として使われていた。

銅は造血と白血球の増殖に不可欠の微量元素である。血中に過剰に含まれると溶血を引き起こすことが知られていた。ラットのＴＰＮ実験においては、輸液しながら自由な体動を可能にするための接続器具スイベルを輸液ラインの中間に使用するが、ダドリックは、初期には真鍮製のスイベルを使用していた。ＴＰＮ７日目頃、ラットはほとんどが肉眼的血尿、ヘモグロビン尿をきたして死亡した。これは真鍮製のスイベルから銅がＴＰＮ溶液内に滲み出してきたためであった。そこで、スイベルをプラスチック製に変更した。するとＴＰＮラットは経口摂取ラットに比べてヘモグロビン濃度が低くなることが観察された。そこでＴＰＮ中に銅を追加するとこの問題は解決した。

各ビタミンの適切な静脈投与量は不明であり、動物とヒトではその要求量も異なるし、必要なビタミンも異なる。例えば、イヌではパラアミノ安息香酸（ＰＡＢＡ）は必要であるが、ビタミンＣは必要ではない。成人と子供では当然必要量が異なるし、代謝状態によっても異なる。ダドリックらは初期にイヌのビオチン欠乏症を経験している。当時ビオチンは必須ビタミンには指定されていなかった。ビオチン欠乏では毛が灰色になり、爪下の白色変性が生じる。これも、ビオチンをＴＰＮ溶液に添加することで解決した。

さらに、当時はそのままの形で使用できる脂溶性ビタミンは存在しなかった。これらを静脈注射用として投与するにはエマルジョンの形にしなくてはならない。初期のエマルジョン化用の溶剤の使用ではアレルギー反応や喘息、発疹、アナフィラキシーが発生した。彼らは後にＴＰＮ用マルチビタミン「M.V.I.®-12」を開発した。[88] なお、米国ではワルファリン使用者が多かったこともあり、この製品にはビタミンＫが入っていない。

投与器具の開発

長期間留置するためには、中心静脈カテーテルの材質の問題もあった。その頃のカテーテルにはポリエチレン、ポリビニルクロライド、テフロンビニルなどが使われていて、医療レベルで使われるカテーテルはすべて、静脈内膜の炎症、血栓性静脈炎を引き起こしていた。体液による重合化、硬度、内腔、耐久性など、カテーテルには多くの問題があった。この頃は長期使用による感染リスクが１００％であった。

その後、ポリビニル製の電気絶縁チューブは刺激が少なく、血栓や炎症を起こすことがなく、長期間静脈内に留置しても安全であることがわかった。さらに、この材質は化学的に安定しているために、オートクレーブでの滅菌が可能であることがわかった。

また、臨床で使用可能な静注用の輸液ポンプがなく、自然落下で流量を調節していた。また、看護師は自分の勤務終了時間が迫ると、流量を多めに調節することがあった。流量を一定にするには機械を使用しなくてはならず、静注用の輸液ポンプの開発が必須であった。しかし、実際にポンプを作成し臨床で使用したところ、「看護師の専門性を侮辱している」と看護師サイドからクレームが来た。しかし今では臨床的になくてはならない器材の一つであり、ＩＣＵの患者では１人で数個の輸液ポンプを使用している症例も数多ある。さらに、夜間になると流量が低下することを知ったダドリックらは、ＡＣアダプターの開発やバックアップ電源としてのＤＣバッテリーなども開発した。

　このように現在我々が実際に臨床的に行っているＴＰＮ輸液療法はほとんどダドリックらが確立した方法であり、それらの器材が当時と比べて幾分改良されているだけである。

　ダドリックが２０１５年に行った講演の最後には学問に対する哲学的な言葉が述べられた。その中でも、テキサス大学医学部教授のジェームズ・トンプソンが１９８３年の米国消化管外科学会での会長講演の際に述べた言葉を引用したのが印象的である。

「The medicine of today is successful largely because of the research of yesterday, and if we fall today to vigorously pursue research, the medicine of tomorrow will be the medicine of today」（今日の医学は主に昨日の研究のおかげで成功している。もし、我々が今日精力的に研究をし損ねたら、明日の医学は今日の医学のままであるだろう[79]）。

リフィーディング症候群

本章で低リン血症を解説したことに合わせ、ここで、リフィーディング症候群（refeeding syndrome）について述べよう。

リフィーディング症候群とは、長期間飢餓の状態にあった動物に栄養を急に投与することによって意識障害、心不全、呼吸障害などをきたす症候群のことである。この症候群の歴史的背景は第二次世界大戦にみることができる。各地で兵士たちの飢餓が発生し、特に捕虜収容所での飢餓が著しかったので、多くの学者が飢餓について研究している。その中でも特に有名な1951年に発表されたシュニッカー・MAの論文を紹介しておこう[89]。この論文はいくつかの文献上で「リフィーディング症候群の最初の記載」として引用されている[90〜92]。中には日米海戦のフィリピン戦において、米国人が日本の捕虜となり、戦後解放された米兵を対象としたものという記載があるものもあるがこれは正しくない。シュニッカーの論文での対象は24名の日本人捕虜であり、浮腫の有無によってどのように病態が異なり、その相違の原因は何かということを詳細に調べている。結論的には、2群間にはっきりした違いをみつけることができなかったとしている。

徳島大学医学部教授であった中屋豊先生の論文によると、豊臣秀吉は、兵糧攻めで落とした敵兵の捕虜が解放後に急に食料を摂取すると死んでしまうことを知って、捕虜たちに「一度にたくさん食べないように」と注意したそうである。すなわち秀吉はこの時代にすでに本症候群について知っていたのではないかと推測される[92]。

さて本題に戻ろう。飢餓状態におけるエネルギー源は脂肪であり、この場合にはATPを必要としない。その際の体内のホルモン環境は、インスリン濃度が低下し、グルカゴン濃度が高い状態すなわち異化の状態である。飢餓後に栄養を投与すると、エネルギー源は脂肪から炭水化物に移行し、インスリン分泌が増加し、グルカゴン値が低下し同化の状態に移行する。体内で急激に炭水化物濃度が高まるとグルコースが細胞内に多量に取り込まれ、同時にリン、マグネシウム、カリウムなども一緒に取り込まれるため、これらの血中濃度が低下する。すなわちホルモン環境の変化と血中の電解質のシフトが急激に起こり、低リン、低カリウム、低マグネシウム血症を引き起こし、同時に水分出納が負になるのである。

特にリンはATPのもとであり、グルコースが熱源として働くにはATPを産生しなくてはならない。血中のリン酸濃度が低下すると、ATPや2, 3DPG（2、3ディフォスフォグリセリン酸）が低下する。この2, 3DPGという物質は赤血球で非常に重要な役割を果たしている。一般の細胞にはミトコンドリアが存在するので、解糖系の反応では2, 3DPGが作られることなく、そのままピルビン酸、乳酸へと進む。この経路でATPが1個産生される。しかし赤血球にはミトコンドリアがないために、ATP産生の過程に1, 3DPGから2, 3DPGが作られ 2PG へと進む重要な側路がある。血中のリン酸濃度が低下するとこの側路の反応が進まずＡＴＰの産生ができなくなる。また、2, 3DPG はヘモグロビンと酸素との親和性を調節する重要な物質であるため、血中リン酸濃度が低下すると酸素の運搬にも支障をきたし、体内でのＡＴＰ産生にも影響を及ぼす。

このようにして血中リン酸濃度の低下はＡＴＰを必要とする多くの臓器障害をきたす。中でも、心臓、肺、骨格筋の機能低下の症状が表面に出てくる。また、意識障害なども起こり、死に至る。これらの詳細な症状や治療方法については種々の教科書や文献に記載されているのでこの際ぜひ参照していただきたい[90~92]。

また、２０１５年にはオーストラリアやニュージーランドの多施設での研究結果が発表された[93]。３３９例の成人リフィーディング症候群患者をランダムに2群に分けた。一つは標準的な栄養管理群であり、もう一つはプロトコルに従ったエネルギー制限群である。ＩＣＵ退室後60日までの経過観察で生存している症例数、及び全症例の生存日数を検討した結果、ともにプロトコルに従ったエネルギー制限群が有意に良好であった[93]と報告されている。

第5章 生理食塩水の変遷

輸液とは何か？

現在わが国で点滴静注として使用されている製剤は「輸液」と呼ばれているが、その中にはいろいろな種類のものがある。その中で最も一般的であり、欧米では「蘇生液」と呼ばれているものについて述べてみたい（表8）。

蘇生液は大きく分けると、晶質液と膠質液に分けられる。晶質液はさらに生理食塩水（NS）、balanced crystalloids（BC）、new balanced crystalloids（NBC）に分けられる。BCにはリンゲル液、ハルトマン液も含まれる。

NBCには現在欧米で使われているBaxter社の「Plasma-Lyte 148®（pH7.4）」がある。これは電解質溶液で、電解質がほとんど血清と等しく、緩衝剤にはアセテート、グルコン酸塩が計50mEq/L含まれ、浸透圧も294mOsm/Lと、非常に血清に近い。しかし、リンやカルシウムは含まれていない。

膠質液は人血清アルブミン製剤（4〜5％溶液）と高分子製剤

表8　蘇生液の分類

1）晶質液（crystalloids solutionもしくはsalt solution）
・生理食塩水〔normal saline（NS）もしくはphysiological saline〕 ・緩衝晶質液〔balanced crystalloids（BC）：リンゲル液、ハルトマン液も含む〕
2）膠質液（colloids solutions）
・アルブミン製剤（4 or 5% albumin in saline or balanced crystalloids） ・6% HES 130/0.42 in saline or balanced crystalloids

のヒドロキシエチルスターチ（HES）に分けられる（表8）。

生理食塩水は「unbalanced saline solution」とも言われ、最も単純な蘇生液であり、世界中で現在もなお最も多く使われている。[94] しかしこの蘇生液がどのような起源で始まり、どのようにして世の中に広く普及してきたかということはあまり知られていない。その歴史について考察してみたい。

生理食塩水の起源をたどるにはどうしてもコレラ菌によって発症する感染症である「コレラ」について述べなくてはならない。

コレラの蔓延とラッタの食塩水静注治療

世界で最初のコレラの流行（the first cholera pandemic）は1817〜1823年にかけてインドで始まった。このコレラの最初の蔓延の際は、わが国でも1822年に初のコレラ患者が九州で発生した。

第2期の蔓延は1826年からやはりインドのガンジス河流域で始まり、アジアからロシアを経由して欧州に広がり、英国に上陸し、1933年まで続いた。英国では1831年6月に「中央保健委員会」を立ち上げ、ウイリアム・ラッセルとデイビッド・バリーの2人の医師をロシアに派遣しコレラの調査を行った[95]。同年10月に「Lancet」（英国で最も古い医学雑誌）は欧州でのコレラの進展地を地図にプロットして、その進展状況を掲載した[95,96]。このコレラは1831年10月には英国の北東部に位置するサンダーランドに上陸し、周囲のゲーツヘッドやニューキャッスル、さらに北方のエディンバラに広がり英国全土に波及した[94〜97]。同年10月26日にはサンダーランドで英国初の犠牲者が発生した[97]。エディンバラのリースの内科医であるトーマス・ラッタは最初6例のコレラ患者に自作の食塩水の静脈内投与を行い、3例を救命した[96]。これによって彼は「静脈注射の父」と言われ、歴史に名を残すようになった[47]。

彼の業績は素晴らしいものであるが、それは一朝一夕にしてなったものではなく、そこに至るまでの他の複数の研究者の業績と彼の努力によるものである。ここからはその過程について振り返ってみたい。

ハーマンとスティーブンスのコレラ研究

ラッタの研究に至るまで、時系列に並べて、主に3名の研究者が関わっている。ウイリアム・ハーマン、ウイリアム・スティーブンス、そしてウイリアム・オーシャナジーである。ではまず、ハーマンとスティーブンスについて、述べてみよう。

米国・モスコーの人工ミネラルウォーター会社の化学者であったハーマンは１８３０年、コレラ患者の血液中では28%の水分が不足していることを知った。彼の同僚であり医師のヤーナチェンはコレラ患者の静脈内に6オンス（約180mL）の水を注入した。患者は15分後に脈拍が再開したが2時間後に死亡した[98,99]。

オーシャナジーやラッタは、おそらくこのハーマンやスティーブンスの仕事に刺激を受けたのであろうと、デンマーク・コペンハーゲン大学新生児科の医師であるベント・ハンセンは書いている[100]。

スティーブンスは１７８６年スコットランドで生まれ、１８１０年にインドで臨床医として従事した。彼は初期の水・電解質治療では非常に著名な医師であったが、19世紀前半には忘れられた医師であった。しかし彼は、黄熱病やコレラ患者に対する食塩水での治療に興味をもち、１８２９年に欧州に帰り、翌年「Observations on the blood」（血の観察）というタイトルの論文を「Royal College of Physicians」に発表した。この論文が発表されたのはオーシャナジーが「Lancet」に発表する1年以上も前である。このスティーブンスの論文は１８３２年にロンドンで『Observations on the healthy and diseased portions of the blood』というタイトルの書籍として発表された[94,100]。この著書の中で彼は次のように述べている。「西部インドでのまったく隔離された患者は従来の治療（催吐剤、塩化第一水銀、アンチモン、オピウムや酸などの投与）――これらは患者を悪化させる治療法である――から守られ回復する機会があったということが明白になった」。

スティーブンスは、コレラの患者には血液のみならず全身の塩分と水分が喪失していて、この喪失を補わなくてはならないということを知っていた。彼はインドのコールド・バス・フィールドの監獄にいたコレラ患者に食塩水の経口投与を行い、死亡率を50％から3％に低下させた[100]。

しかし彼は「実際には彼が治療した患者はコレラ患者でなかった」と非難された。さらに「Board of Health in London」の編集長であるバリーは「彼は藪医者で、わずかの調理用の食塩を使用し、一般の治療に失敗した」と「Lancet」に発表した[100]。

別の医学雑誌である「London Medical Gazette」はスティーブンスの方法を広げて静脈内投与を試みるように提案したが、当時英国の医学歴史学者であったハワード・ジョンズはこれを脱水の治療が目的なのではなく、ただ血液の色を黒から赤に変えることが目的である、と指摘した[98]。

1833年にスティーブンスはデンマーク・コペンハーゲンを訪問し、いくつかのコレラ治療に関する著書を発表した。その後彼の治療はロシア・モスクワで良好な結果を得て、国際的にも有名になった。また、彼は塩分と水分はコレラの発症初期に投与（経口投与）すべきであり、重症になってからは効果がないとして、経静脈投与の有効性も主張していた[100]。

天才オーシャナジーの業績

ウイリアム・オーシャナジー（1808～1889年）はアイルランドのリメリックで生まれた。特に家族に医療関係者はいなかった。

オーシャナジーは1825年ダブリンのトリニティ大学医学部に入学したが、卒業前に退学し、1827年にエディンバラ大学医学部に入学、1829年同大学を卒業した。

その後しばらく同大学教授のトーマス・ホープのもとで法医学を勉強し、毒物などの分析を行うなど化学的知識も豊富であった[95]。1831年10月にサンダーランドにコレラが上陸すると、オーシャナジーはその年の12月3日には当時まだ医学部を卒業して2年目でありながら「Blue epidemic cholera」（陰うつな伝染病、コレラ）というタイトルでロンドンのウェストミンスター医療協会で講演を行っている。その中でコレラに対して「Proposal of a new method of treating the blue epidemic cholera by the injection of highly-oxygenated salts into the venous system」（高濃度の酸素化した食塩水を静脈系に投与する、という新しい提案）を述べた[94～97]。この時点では彼は未だ「高度に『酸素化』した塩分」を投与するという「酸素化」にこだわっていた。この講演の内容はただちに「Lancet」に掲載された[101]。

英国中央保健委員会はコレラ患者の血液と吐物の成分を化学的に分析するために、若い化学者をサンダーランドに送ることを決定した。その一人としてオーシャナジーが選ばれ、彼は講演後数日のうちにサンダーランドに旅立った。そこでのミッションを終えた翌年の1832年1月7日にオーシャナジーは同委員会に「Report on the chemical pathology of the malignant cholera」（悪性コレラの化学的病理における報告[95]）という報告書を提出した。その報告書には健康な状態のヒトの血液に関する知識や、コレラの血液化学について、その当時までに知られていた内容のレビューをまとめ、さらにハーマンとヤーナチェンにより行われたロシアでのコレラの研究及びインドでのスティーブンスの仕事などについて詳細にまとめた[94〜97]。

それまでのコレラ治療は黒くなった血液をどうにかして赤く（動脈血化）戻すために、瀉血を行ったり、酸素吸入や笑気ガスを投与したりしていた。しかしオーシャナジーは最初の12月3日の講演でこの血液の色は静脈系のうっ血ではなく脱水によるものであり、瀉血は無効であることを述べ、「高濃度に酸素化した食塩水を投与すべきである」と述べていた[94〜96]。彼はハーマンやスティーブンスの仕事をもとに治療の目的を次のように結論づけた。

①血液を自然の比重に回復させること

②欠乏した塩分を回復させること

オーシャナジーは、①の目的のためには水分を静脈に投与し、②の目的のためには減少した塩分を回復させることが重要だとして、塩分投与のためには血液と同量の塩分を含む温水を経静脈的に投与すべきであると述べた。

この報告の後に彼は、食塩水を高濃度に酸素化することには意味がないことに気づき、それを取りやめ、ただの食塩水の補給が酸素化したものよりも良好であることを述べた。こうして彼はコレラの治療において飛躍を遂げた[95,96]。

オーシャナジーはその後の1933年には東インド会社の専任医師としてインドに渡り、そこで電報網の普及に努めた。このインドでの電報の普及によって、オーシャナジーは後にヴィクトリア女王から「ナイト」の称号を授与された[95,97]。さらに彼はインドで大麻の研究を行い、欧州で初めて、大麻の医療への応用をもたらした[95]。

ラッタによるコレラの治療

1796年、トーマス・ラッタ（1796〜1833年）は英国・ニューヘヴンの漁村ジェスフィールドで生まれた。ラッタは1815年にエディンバラ大学医学部に入学し、1819年に卒業した。1822年にエディンバラのリースで開業し、1833年に死亡するまでそこで過ごした。彼はエディンバラのデュラモンド通りにあるコレラ病院にも勤務していて、オーシャナジーの論文を読んで、彼の方法をその病院で実際に治療に取り入れることを決定した[98]。

ラッタは最初経口的に投与することを試みた。しかし、この方法は患者にさらなる嘔吐をきたすなど、状態を悪くした。そこでラッタは、ただちに循環系に直接投与することを考え、それに応じて輸液の内容を「7～10 gの食塩、2・6 gの重炭酸ソーダを水3・4Lに溶解した」処方とした[94,98,102]。

ラッタの食塩水の内容は表9の通りである[94,98]。表に示すように彼はこの輸液の組成を数回にわたり改良している。1例目に使用した食塩水の組成はNa^+：58mEq/L, Cl^-：49mEq/LそしてHCO_3^-（重炭酸イオン）：9mEq/Lであり、これは表の輸液番号2であった[94,98]。輸液番号4はNa^+：134mmol/L, Cl^-：118mmol/L, HCO_3^-：16mmol/Lという内容で現在の「生理食塩水」よりもさらに生理的な、血漿組成に近いものであった[94]。彼は合計156例のコレラ患者に食塩水を投与し25名を救命した[102]（救命率16％）。

表9　ヒト血清、生理食塩水とラッタの食塩水の組成

(mmol/L)

	ヒト血清	食塩水	輸液番号			
			1	2	3	4
Na^+	140	154	106	48－68	107	134
K^+						
Cl^-	100	154	78	39－59	91	118
Ca^{2+}	9					
Mg^{2+}	3					
CO_3^{2-}			14			
HCO_3^-	25			9	16	16

文献94を参考に作成

ラッタですらこのように救命率が低かったのは、瀕死の重症例にこの治療を行ったことが原因であると言われている。オーシャナジーも食塩水の静脈内投与は他の治療の効果がない症例に使うべきであると述べていた[95]。

ラッタの最初の症例は高齢の女性で意識はなく、呼吸も絶え絶えで、脈も触れない瀕死の重症患者であった。最初は食塩水を経口的に投与したが嘔吐してさらに状態が悪化したので、ただちに患者の橈骨静脈にリードという人が作った注入器を用いて投与し、その後も患者の脈拍と症状をモニターしながら繰り返し、繰り返し投与した。

約3,400mLが投与された頃、その女性は目を開け、大きく呼吸を始め、脈も触れるようになった。さらに投与を続けると女性はしっかりとした口調で言葉を発し、四肢も温かくなってきた。彼女にはしばらくの睡眠が必要であり、静かな眠りについたのでラッタは女性を病棟の医師に預けて帰宅した。その後女性は再び嘔吐を繰り返し、ラッタが去ってから5時間半後に息を引き取った[98,103]。

これまでみてきたように、ラッタは食塩水を患者の静脈内に投与してその結果を「Lancet」に発表し歴史に残しているが[104,105]、コレラ患者に食塩水を投与するというアイデアを最初に出したのはスティーブンスであり、オーシャナジーであった。オーシャナジーはコレラ患者の血液を化学的に分析し、それまでの一般的なコレラの治療に関する幅広いレビューとともに、食塩水の静脈内投与を提案したのである。これらのことから、彼こそ生理食塩水の祖と言われるべき医師であり、化学者であり、薬理学者であると私は思っている。

ラッタはオーシャナジーの論文を見てから投与を実行している[94,97]。ラッタの同僚のロバート・レーヴィンスは、ラッタのコレラ患者6例中3例の治療に関わり、食塩水を静脈投与して治療したことを「The Central Board of Health, London」に投稿し、この論文は1832年5月26日号の「Lancet」に掲載された[98,106]。その中でレーヴィンスは「食塩水を患者の脈と症状をみながら繰り返し投与したことにより患者の血液の色が回復し、呼吸機能の回復をみた[98]」と強調している。

ラッタの静脈内食塩水投与の報告は医学報道で報じられ、全体としての反応は非常に好意的なものであったが、中には例外的に反対の意見もあった。実際にこの治療を試みたある例では、惨憺たる結果が、その液体の中に追加された有害な物質によって引き起こされた。例えばリバプールの医師は卵白タンパクをその液体に混ぜて投与し、最初はよかったが患者は間もなく高熱を出した。おそらくは異種タンパクに対する反応であると思われる[98]とそのリバプールの医師は述べている。

マッキントッシュの報告

ジョン・マッキントッシュはスコットランド・アバディーンの開業医で、1832年にはラッタがいたデュラモンド通りのコレラ病院に勤務していた。1836年に『Principles of pathology and practice of physic』という本を出版し、その中で、彼自身がラッタの画期的な食塩水治療に従事したことを述べている。彼は156例中の25例がどのようにして回復したかについて述べ、静脈系に大量の食塩水を投与するという大胆なラッタのアイデアは、後期のラッタの独創的な発想から生じたとしている。

マッキントッシュは、食塩水治療についての包括的なレビューにおいて、患者がどのようにして選ばれたか、どのようにして注入液が作られたか、注入の結果や死亡後の患者の所見などについて述べている[98]。

「他のあらゆる治療を施したが無駄であった患者のみを選択した。衰弱は極端であり、あたかも死んでいるかのように見えた。静脈注射で治療した者の生存率は16％であり、死亡率は84％であった。その頃のスコットランドのコレラ患者の死亡率は41％であり、40〜80歳では61％であった。静脈注入の死亡率が悪いのは多分患者選択のためである」と彼は述べている。ラッタ自身も死に瀕している患者のみ選択すると強調していた。マッキントッシュは他に救う方法がまったくない患者にのみこの崇高な治療を試み、その結果について述べている。「我々は病院で治療された461例のうちそんなに奇跡的な症例をみてはいない[98]」。

マッキントッシュはラッタの墓碑に書いている。

「Although Dr. Latta's exertions and fate must have been known to a number of influential men, his grave does not exhibit any monument of public gratitude, nor have his orphan children received any offer of support or protection. ――MacKintosh, 1836」（努力と運命は多くの影響を受けた人々には知られていたに違いないが、ラッタのお墓には人々の感謝が示されるどんな記念碑もなく、彼の遺された子供たちは支持や保護を何も受けてはいない[98]）。

食塩水治療の失敗と復活

1833年にラッタが結核で死亡し、ラッタの後継者のマッキントッシュも1837年に死亡した。オーシャナジーも東インド会社の主任医師としてインド・カルカッタに赴任した（その理由の一つには彼はロンドン大学医学部の法医学教授になれなかったことが挙げられている）。その後このラッタの治療が一般に広く使われなかった理由としては次のことが挙げられる。

①ラッタは食塩水を作製する際には蒸留水を用いたが、多くの医師は水道水で作製した食塩水を投与したので、敗血症を発生し、静脈炎などの重篤な合併症も発生した。
②低張液のために溶血をきたした。
③注入器（リードの注射器）の操作が困難で、なかなか一定した成績が得られなかった。
④コレラが次第に終息した。

1848～1849年にかけて再びコレラが英国を襲ったが、その際には739例中19例にのみ食塩水静脈内治療がなされただけであった[98]。

その後1880年代までの約半世紀の間、食塩水静注に関する論文はほとんど出ていない。1882年ジェニングス・CEは出血性ショック例に食塩水の静脈内投与を行ったことを報告した[96, 107～109]。

その後は次々と出血性ショックに対する食塩水治療の論文が出てくるようになった。

ハンバーガーのin vitro実験

1896年、0・9％食塩水に似たものが初めて論文に出てきた。ラザロス・バーロー・WSは、哺乳動物の血液に対しては0・92％の濃度の食塩水が「ノーマル」であることを示唆した主な権威者としてオランダの生理・化学者であるハートッグ・ハンバーガー（1859〜1924年）の名を挙げ、彼について述べている[110]。

ハンバーガーは1888年、オランダのユトレヒト獣医学校の生理学と病理学の講師として指名された。彼は「the chloride shift」（血液が酸性に傾くとアルブミンとリン酸は赤血球から血清に移動し、塩素は血清から血球にシフトする）という法則（現象）を唱えた。しかし、彼の死亡記事には、生理食塩水の進化における彼の役割については何も述べられていなかった。彼のロンドン大学での講義は1921年11月19日号の「Lancet」に記載されていて、彼は自分自身の仕事について「悲しいかな。後に、あまりにもしばしば見逃されてきた」と言及している[94, 111]。

彼は種々の濃度の食塩水に赤血球を浮かべて、その血球が膨張し色を失う（溶血する）ことを知った。当時ヒトの血清の氷結点が−0.52℃であることは一般に知られていて、彼は種々の哺乳動物の血清の氷結点を調べ、ヒトを含めた哺乳動物は0・9％濃度の食塩水と等浸透圧であり、0・6％ではないと結論した。以来、常に0・9％濃度の食塩水は「生理食塩水」（physiological saline solution）と言われるようになったが、彼の実験が一般に受け入れられているものではなかった[94, 110]。

0・9％濃度の食塩水が一般臨床で使用されているのは、単にこのハンバーガーの1883年に行われたin vitroの実験に起因している。そしてそれがいかにしてin vivoの静注用水溶液として一般に使用されるようになったのかは本当にミステリーである。多分それは水と普通の塩を混合するのは容易で、便利で低価格であるからであろうとアワード・Sらは述べている[94]。

「生理食塩水」の使用と問題点

20世紀に入り食塩水の神経・筋線維に対する毒性が発表され、続いて食塩水投与において代謝性アシドーシスをきたすことが発表された[112,113]。その後、高クロール血症性アシドーシスの概念が認識されるようになった[112,114]。

1911年エバンス・GHは食塩水の思慮のない、無差別な使用に対して、過剰投与と蓄積についての警告を発していた[94]。

10年後にルドルフ・マタス（近代の輸液治療の創始者）は持続的な静脈内「点滴」の概念を紹介し、併せて食塩水の注入の危険性について警告した。彼は食塩水注入後のヒトの心筋の器質的な変化を示したレッスル（Röessel）の仕事に言及した。そしてマタスは、大量の0・95％食塩水（3L/day）を注入すると、一部は腎臓から排出されるがその他は組織内に留まって水を引き込んで浮腫を生じるので、食塩水よりも5％ブドウ糖液を勧めるとした[94,115]。

1936年フレドリック・コラーらは術後患者の輸液療法について、5%ブドウ糖液と食塩水、リンゲル液の3群を比較して、5%ブドウ糖液群ではより早く腎臓から排出されたが、食塩水投与群では水貯留をきたしたと報告した。また術後に多量の晶質液を投与した例の多くで水貯留をきたし、多くの合併症が発生していることを報告している[94]。

20世紀末には食塩水投与による高クロール性アシドーシスの発生について述べた論文が次々と出てきた[116〜118]。

21世紀に入り、英国・ノッティンガムのアリソン・SPのグループのレイド・Fは健常人に2Lの生理食塩水（0.9%saline）またはハルトマン液を投与し、投与終了後6時間までのデータを比較している。その結果、生理食塩水群では56%の水分貯留がみられたのに対し、ハルトマン液群では36%であった。尿量及び尿中ナトリウム量も有意にハルトマン液群が多く、生理食塩水群では有意の高クロール血症、血清の重炭酸イオン濃度の低下がみられたと報告した[119]。

ウイリアムス・ELらは同様に健常人ボランティアに対し、50mL/kgの乳酸リンゲル液（NR群）と生理食塩水（NS群）を投与し、NS群に腹部違和感、腹痛、吐き気、眠気が出現し、複雑な仕事をするのに必要な精神的能力の低下が認められたと報告した[120]。

生理食塩水投与による高クロール血症はNa^{+}/Cl^{-}比がハルトマン液では、1・18：1、血漿では1・38：1であるのに対し、生理食塩水では1：1と低い比率を示すことを反映したものである。さらにウイリアムスは、生理食塩水投与では有意に高クロール血症性アシドーシスをきたすが、ハルトマン液投与後にはそのようなことはみられず、重炭酸濃度、塩素（クロール）濃度、pHの変化もみられないとした[119,120]。

アニオンギャップは生理食塩水投与で有意に低下し、その結果、血清アルブミン濃度の低下を反映する。

スチュワート・ＰＡらは数学的な検討を行い、「強イオン濃度の差」（ＳＩＤ）つまり、$Na^{+}+K^{+}-Cl^{-}$は水素イオン濃度の大きな決定因子であるとした。ＳＩＤの低下は代謝性アシドーシスを、増加は代謝性アルカローシスをきたす。すなわち、塩素濃度は水素イオン濃度を左右する主な陰イオンであり、高クロール血症はＳＩＤを減じ、代謝性アシドー

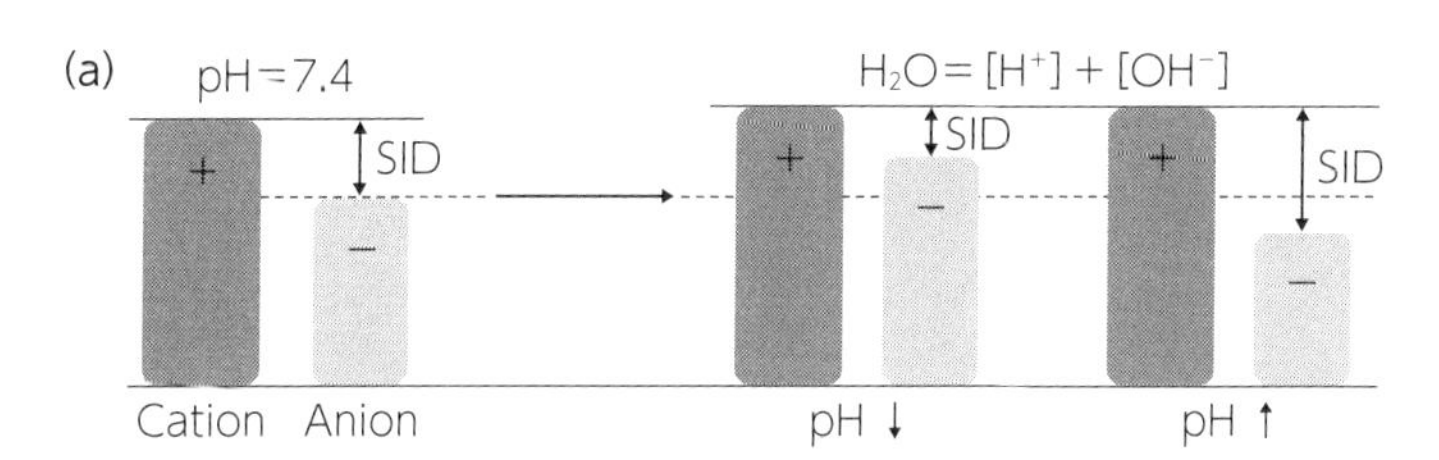

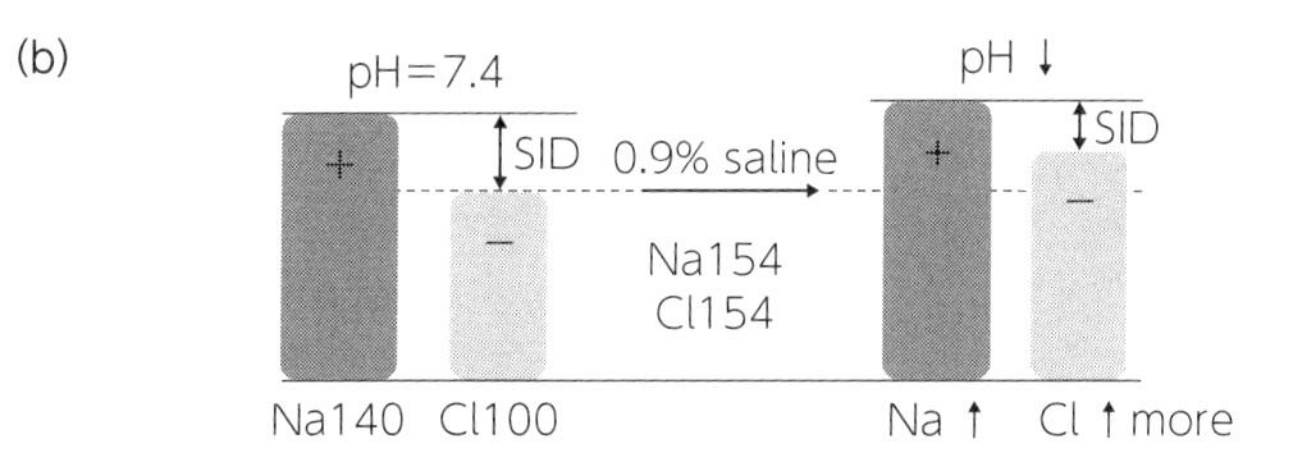

図11　正常な循環系と0.9%食塩水投与後のSID

文献121，p182より引用

シスをきたす（図11）として「ＳＩＤ」という概念を提唱した[121、122]。ウィルコックス・ＣＳは動物実験において、持続する腎血管収縮は高クロール血症に関連することを確認した。彼らは腎血流と糸球体ろ過率の変化はナトリウムの再吸収の変化によるものではなくて、塩素の再吸収の変化によるものであるということを確認した。このことは、腎血管抵抗はヘンレループへの塩素の運搬に関連し、ナトリウムの運搬によるものではないということを示唆している[123]。

またコッチェン・ＴＡらはラット及び健常成人において、血漿のレニン活性は塩化ナトリウム液投与後に抑制され、重炭酸ナトリウム投与では抑制されないことを確かめ、塩化ナトリウム液によるレニンと血圧の反応は塩素によるものであるということを示唆した[124]。生理食塩水投与における高クロール血症性アシドーシスは、高齢患者の術後の胃粘膜血流量とpHの低下を招き、代謝性アシドーシスは胃の運動を減少させることもわかってきた[125]。

さらに大腸手術後の症例において、生理食塩水と水の過剰投与は消化管機能の低下を招き、合併症の増加、入院期間の延長をきたすことも報告されている[126、127]。このことは非常に重要でウィルモアとケーレット・Ｈらが提唱する今日の「ＥＲＡＳプログラム」に反映されている[128]。また、アシドーシスは心収縮力を障害し、心機能亢進薬の効果を低下させる。細胞レベルにおいては、過度の晶質液投与は細胞質の酸性化、細胞膜の過分極化、タンパク分解酵素の不活性化とリン酸化の阻害などを生じ、細胞機能の破綻をきたす[129]。さらに、in vitroの実験ではあるが、生理食塩水は免疫細胞にも障害をきたすことがわかってきた[130]。

出血性ショックの動物実験において、蘇生のための生理食塩水は有意に肺の炎症性細胞浸潤をきたし、酸素化障害を引き起こす。これらのことから、生理食塩水の使用は好中球の活性を悪化させ、ホストを炎症性合併症に曝すことが示唆されている[131]。

1934年アレクシス・ハルトマンは自分の作った乳酸リンゲル液（ハルトマン液）は、小児下痢症の治療において食塩水投与よりも良好な結果が得られることを示唆した。その効果が得られるのはハルトマン液は緩衝系剤の含有と塩素濃度が低いからであるということがその後のいくつかの論文で明らかになった[125,132]。

科学的そして臨床的な検討に対する真の生理的晶質液をみつける試みは、175年間にわたってなされてきたが、必然的に妥協によるものであった[94]。末梢循環不全や肝疾患においては内因性の乳酸産生が増加あるいは投与された乳酸の代謝機能の低下が起きている。一方で、生理食塩水に含まれる非生理的な塩素の濃度は他の問題を引き起こす。ハンバーガーのin vitroの赤血球の溶血実験以外には、生理食塩水が、嘔吐によって大量のクロールイオンを喪失する臨床の現場で使い続けられてきたことを支持する歴史的科学的根拠はないように思われる。

蘇生のために1日に晶質液を1,000～1,500mL以上も投与する必要のあるほとんどの症例においては、生理食塩水よりもリンゲル液やハルトマン液の組成に近い水溶液を使うことが多い。[94]

生理食塩水は本当に「生理的」か？

今日用いられている「生理食塩水」は0・9％塩化ナトリウム液であり、1,000mLの水に食塩が9g 含まれている。すなわちこの水溶液はNa^+：154mmol/L（mEq），Cl^-：154mmol/L（mEq）が含まれる水溶液である。しかし、ヒト血清のそれらのイオンの濃度はNa^+：140mmol/L，Cl^-：100mmol/Lであるので、ヒト血清に比して生理食塩水はNa^+：10％、Cl^-：50％も高濃度である。さらに生理食塩水のpHは5・4であり、ヒト血清のpHは7・4である。すなわち、生理食塩水は「生理的」ではない[121,133]。

なお、ラッタの用いた「輸液番号4」（表9）は生理食塩水よりもさらに生理的であるが、その後は用いられることがなかった。

ラッタの食塩水の後、カエルの摘出心臓の実験から導き出されたリンゲル液の出現までに50年を要している。

シドニー・リンガーの実験の約30年前にドイツ・ヴュルツブルク大学教授のアルベルト・ケリカーは神経と筋の実験において、0・5～1・0％の食塩水が最もその刺激性を保つことをみつけ、「indifferent solutions」（中立溶液）と名づけた[94]。

先に述べたハーマンはケリカーの食塩水を「physiological water」（生理水）として処方した。

その後この液の投与により動物やヒトの大量の出血例を救済できることがわかり、「physiological salt solution」（生理食塩水）という名称が一般的になった[94]。

19世紀末になり、膜透過性の原理や浸透圧の理解が深まるにつれて、「中性」であるべき液体は血清と同じ浸透圧であるべきということが現実味を帯びてきた。0・6％食塩水はカエルの血清とは等浸透圧であり、唯一カエルにのみ「中性」であり、「生理的」である。

ハンバーガーは後に哺乳動物の血清と等浸透圧とするには、もう少し濃度の高い水溶液が必要であることを知った[94]。

「normal saline」（正常な食塩水）という言葉が最初に使われたのは、1888年9月29日の「Lancet」に発表された、英国・リーズ総合病院のチャートン・Tの症例報告であった。スキルス胃がんで通過障害をきたし、嘔吐を繰り返していた症例に使って好結果を得た、として次のように述べている。

「the success of transfusion of the so-called normal saline solution to replace the lost water and salts of the blood was more permanent than in cholera」（血液の失われた水分と塩分を補う、いわゆる正常な食塩水の静脈内投与ではコレラの場合以上に長く効果が続

いた[94,134]。

しかし彼が使用した「normal saline」は現在の生理食塩水とはまったく似ていなかった[94]（表10）。その後チャートンの食塩水は「normal saline」等と呼ばれていたが、その起源について誰も記載していなかった。

一般的に「normal saline」とは化学的には食塩が58.5g/L（Na^+, Cl^-が各1mol/L）含まれる濃度を意味し、生理学的すなわち細胞外液に類似するものではない。それにもかかわらず、医学では一般的に広く「normal saline」という呼称が使われているが、これに科学的な根拠はない。このことについて、ワキム・KGは化学的な食塩水は58.5g/Lの食塩を含んでいるが、0・9％食塩水は9g/Lである。それゆえ、化学的なnormal salineは0・9％食塩水の6・5倍の濃度である。0・9％食塩水が体液と等張である一方、化学的なnormal saline（5・85％）は明らかに危険

表10　ラッタ以降の各食塩水の電解質組成（mmol/L）

年	食塩水の名称	Na^+	K^+	Ca^{2+}	Cl^-	PO_4^{2-}	HCO_3^-	乳酸
1832	ラッタ	134		118	16			
1883	リンガー*	130	4	1.5	109		28	
1888	チャートン	150		128	2.5	27		
1889	ハンバーガー	0.92% 食塩水						
1892	パイ・スミス	116		116				
1896	ラザロス・バーロー	1.6% 食塩水						
1932	ハルトマン	131	5	2	111			29
1932	0.9%食塩水（生理食塩水）	154		154				

＊現在日本で使用されているリンゲル液「オーツカ」（Na^+：147, K^+：4, $Ca2^+$：4.5, Cl^-：155.5）

な高張液であるため、用語の使用に注意が必要である、と述べている[94, 133]。

「生理食塩水」が生理的ではないわけ

pHが5・4の「生理食塩水」が「生理的」ではない理由についてスチュワートは次の三つのことを挙げている。

①強イオン濃度の差（ＳＩＤ、図11）

②A_{tot}（total weak acid）濃度

③炭酸ガス分圧

この三つのうち最も重要な因子は①である。ＳＩＤは溶液中の全陽イオン濃度（ナトリウム、カリウム、カルシウム、マグネシウム）と陰イオン（塩素）の差として定義されている。正常血清（pH7.35~7.45）のＳＩＤは約 40mmol/Lである。ＳＩＤの増減は酸塩基平衡を代謝性アシドーシスあるいは代謝性アルカローシスに動かす。すなわち SID＜40mmol/L ではアシドーシスを表し、SID＞40mmol/Lではアルカローシスを表す（図11）。

血清においてA_{tot}の増減は酸塩基平衡を代謝性アシドーシスあるいは代謝性アルカローシスに向ける。

「生理食塩水」はSID＝0であり、A_{tot}＝0である。「生理食塩水」を正常血清のヒトに静注すると、血清アルブミン濃度、リン酸濃度は希釈され、血液のA_{tot}は減少し代謝性アルカローシスに傾く。それと同時にＳＩＤも減少し代謝性アシドーシスに傾く。その後ＳＩＤの減少はA_{tot}の減少を上回り、結果として代謝性アシドーシスを呈する。すなわち「生理食塩水」の投与は細胞外液環境を乱す。特に大量の投与では「高クロール血症」を呈し、その結果種々の合併症を併発する原因となる[119]。

生理食塩水の酸性度を探る

一方、レッディ・ＢＡらは、生理食塩水投与後の代謝性アシドーシスは、生理食塩水そのものの酸性度とはほとんど関係はないと述べている[135]。

その理由を彼らは、生理食塩水のpHに影響を与える因子として次の3項目を挙げて説明している。

①大気
②液体中のイオン
③コンテナ

まず、①大気について。蒸留水のpHは25℃ではpH：７・０である。しかし大気に接すると炭酸ガスを吸収して炭酸を生じ、さらにこの炭酸は水素と重炭酸イオンになりpHは下がる。水が大気中の炭酸ガスと接触するとpHは約５・65となり、生理食塩水のpHと近い値になる。

次に、②の液体中のイオンについて。食塩水は蒸留水とは異なり、「塩析効果」というものがあり、炭酸ガスの濃度は純水中におけるよりも食塩水中で若干低い。

次に液体中の電解質がプロダクトイオンを安定化することによって炭酸の解離を有利にし、炭酸ガスの解離定数が増加し酸性になる。

さらに、Na^+, Cl^-, H^+等の陽・陰イオンやHCO_3^-は、それぞれのイオンの特性に影響を及ぼし合い、構造化されたイオン分布を呈す。その結果、そのイオンの活性度はもはやそれらの純水の濃度に比例しない。特に水素イオンの活性度は食塩水内では有意に低下する。次に液体中の電解質はプロダクトイオンを安定化する。結果的に塩化ナトリウムは炭酸ガスの溶解度と水素イオンの活性度を低下させる。しかしそのことは炭酸ガスの溶解度を増加させる。その結果、軽度のpHの低下をもたらす。

次に③のコンテナについて。製剤としての生理食塩水はＰＶＣ製の容器に入れられて市販されている。ＰＶＣはＤＥＨＰフタル酸-２-エチルヘキシルを放出する。この物質は種々議論があるが、可塑剤として使用されている。

加えて、オートクレーブで処理されている間に酸化、分解、生成されるギ酸と酢酸がPVC包装の液体にはみられ、ガンマ線照射による消毒法によって塩酸を形成するフリーラジカルを産生する。

この三つを検討した結論として、生理食塩水のpHが中性のpHからかけ離れているのは、生理食塩水に溶解している炭酸ガスに起因している可能性があり、これはどのような輸液にも共通の真実である。PVC包装の分解産物もしかりである。生理食塩水と炭酸ガス及びナトリウムイオン（＋）の本質的なルイス酸（電子対受容体：主に金属イオンや水素など）との間の相互作用は多分それほど重要ではないとレッディらは述べている[135]。

生理食塩水、balanced crystalloidsそしてnew balanced crystalloids?

本章の冒頭で説明した通り、わが国で輸液製剤と言えば一般に現在の電解質輸液製剤を指すが、これらは蘇生液とも言われる。その中で生理食塩水は最も標準的な輸液であるため「standard salt solution」とも呼ばれ、これ以外の種々の輸液の評価を行う際の標準液ともなっている。生理食塩水は小児領域の救急救命の際や維持療法として、また、種々の薬剤の溶解液としても使用されている。これにはあまりはっきりとした理由はないが、４％アルブミン液や膠質液と同等かあるいはむしろよい結果が示されている[136,137]。balanced crystalloidsは緩衝剤を含んだ晶質液であり、「緩衝晶質液」と和訳されている。この中にはリンゲル液、ハルトマン液も含まれる。しかしこれらの緩衝晶質液のナトリウムイオンやクロールイオン濃度については考慮されていない。しかし次第にナトリウムイオンよりもクロールイオンのほうが腎機能に影響することがわかり[136,137]、クロールイオンをできるだけ血清と同じ濃度にしようという試みから、"restricted fluid"と"liberal fluid"という概念が出てきた。前者はそれぞれのイオン濃度を下げた、生理食塩水よりもより血清に近い濃度の晶質液として、後者は生理食塩水及びそれに近いイオン濃度を含む晶質液として述べられている論文がある。

また、"new balanced salts solution"と書いている論文は唯一サンティ・Mのものだけであるが[136]、これはナトリウムイオン濃度（140mmol/L）及びクロールイオン濃度（100mmol/L）が血清のイオン濃度と同じ晶質液を指していると思われる。和訳はないが「新緩衝晶質液」としてもよいかと私は思い、見出しに"new balanced crystalloids?"とした。

1882〜1883年にリンガーが行ったin vitroの実験は、カエルの心筋の収縮力における影響をみたものである。その実験においてリンガーは、心収縮力を強くするにはカルシウムイオンが必要であり、さらに心収縮に伴う酸性化を防ぐためには炭酸水素ナトリウムが必要であることを明らかにした。オリジナルのリンゲル液には塩化ナトリウム、塩化カ

リウム、塩化カルシウム、炭酸水素ナトリウムが使用された。配分はNa：133mmol/L, KCL：1.34mmol/L, $CaCl_2$：1.25mmol/L, $NaHCO_3$：2.76mmol/Lであり、食塩水としては0・75％になる[138,139]。

アレクシス・ハルトマンはこれをさらに改良し、リンゲル液中の炭酸水素ナトリウムの代わりに乳酸ソーダを加えた。いわゆる乳酸リンゲル液である。

ここで少し緩衝剤について述べてみたい。緩衝剤を添加した蘇生液は「balanced crystalloids（もしくはbuffered crystalloids）」（緩衝晶質液）と呼ばれていて、生理食塩水よりもヒト血漿に一層生理的に近い塩素濃度のものである。すなわち生理食塩水と緩衝晶質液の違いは、後者は、陰イオンである乳酸（lactate）、酢酸（acetate）、リンゴ酸（malate）、そしてグルコン酸（gluconate）などが含まれた製剤である点である。したがってその分だけクロールイオンを減じることができる。それらは炭酸水素ナトリウムを産生し生理的な緩衝剤として作用する。ハルトマン液は生理食塩水よりはより生理的であり、そのＳＩＤは28mEq/Lである。これに対して、電解質輸液としてよく用いられている「Plasma-Lyte 148®」のＳＩＤは50mEq/Lである（表11）[140]。緩衝晶質液は血漿成分により近いものとして作られているが、未だにヒト血漿と完全に同じものは作られていない[132]。

しかし緩衝剤としての乳酸は糖新生でグルコースを作るので高血糖になることがあり、また、肝障害時や敗血症の際には代謝障害で乳酸が蓄積し、むしろ乳酸アシドーシスを加速さ

表11　一般の晶質液の組成とヒト血漿との比較

組成	ヒト血漿	生理食塩水	混合乳酸ソーダ液（乳酸緩衝液）	乳酸リンゲル液（乳酸緩衝液）	Ionosteril®（酢酸緩衝液）	Sterofundin® ISO（酢酸・リンゴ酸緩衝液）	Plasma-Lyte 148®（酢酸・グルコネート緩衝液）
Na^+（mmol/L）	136-145	154	129	130	137	145	140
K^+（mmol/L）	3.5-5.0		5	4	4	4	5
Mg^{2+}（mmol/L）	0.8-1.0				1.25	1	1.5
Ca^{2+}（mmol/L）	2.2-2.6		2.5	3	1.65	2.5	
Cl^-（mmol/L）	98-106	154	109	109	110	127	98
酢酸（mmol/L）					36.8	24	27
グルコネート（mmol/L）							23
乳酸（mmol/L）			29	28			
リンゴ酸（mmol/L）						5	
eSID（mEq/L）	42	0	27	28	36.8	25.5	50
理論的浸透圧（mOsm/L）	291	308	278	273	291	309	295
実測の浸透圧（$mOsm/kgH_2O$）	287	286	256	256	270	not tated	271
pH	7.4	4.5-7	5-7	5.0-7	6.9-7.9	5.1-5.9	4-8

乳酸リンゲル液：Baxter Healthcare Deerfield, IL, USA
Ionosteril®：Fresenius Medical Care, Schweinfurt, Germany
Sterofundin® ISO：B.Braun Melsungen AG, Melsungen, Germany
Plasma-Lyte 148®：Baxter Healthcare, Toongable, NSW, Australia

文献140，p60より引用

せる。

また、酢酸ナトリウムは以前から人工透析用液に使われてきた。透析液にはマグネシウムやカルシウムも含まれていて、これに炭酸水素ナトリウムを使うと沈殿物を生じるので、それらの代わりとして酢酸が加えられている。酢酸は代謝性アシドーシスの患者に効果的であることはよく知られているが、近年血行力学的に不安定で心筋の収縮力を弱め、血圧を低下させることがわかってきた。酢酸は全身で広く代謝され、ショック時でもよく保たれ、さらにグルコースやインスリン濃度、年齢にも左右されずに代謝される[140]。

グルコン酸の臨床的意義についてはほとんどわかっていない。その80%がそのままの形で尿中に排出される[140]。

乳酸緩衝液と乳酸リンゲル液は、in vivo の浸透圧が 256mOsm/kg・H_2O の低浸透圧性製剤であり、腎臓からの水分の排出が少なく脳浮腫のリスクがある症例や、明らかなあるいは潜在性に低クロール血症のある症例には不適である[136]。

先にも述べたが、生理食塩水は1883年ハンバーガーのin vitroの実験以降、ずっと使われてきた。彼は赤血球が生理食塩水内で最も溶血するのが少なかったことを確かめたが、実際には生理食塩水の内容はヒト血漿の内容とは大いに異なっている[136]（図12）。

米国のメイヨークリニックのキャラット・ソンプレイユンらは入院患者の血清クロール値に注目し、後ろ向き研究ではあるが次の結果を報告した。ここでは、2011年から

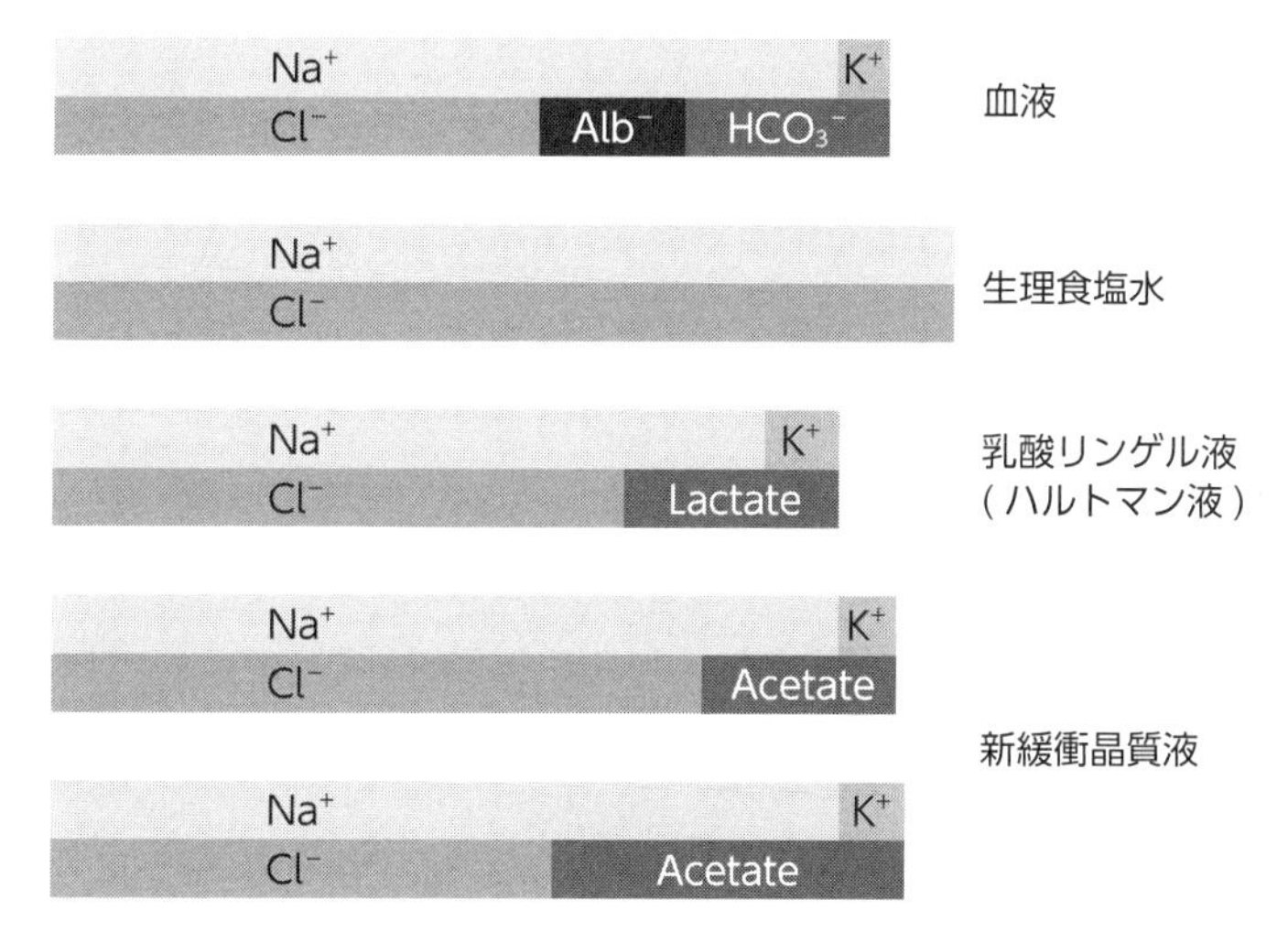

図12　血液と各晶質液の準定量的ギャンブル・グラム

ナトリウムイオン濃度は血液（140mmol/L）と比べて、生理食塩水で最も高く（154mmol/L）、乳酸リンゲル液（130mmol/L）で最も低い。ナトリウムイオン濃度は緩衝晶質液と血液（140mmol/L）でほとんど同じである。クロールイオン濃度は血液（100mmol/L）よりも生理食塩水（154mmol/L）や、乳酸リンゲル液（110mmol/L）、酢酸を25～30 mmol/L含む緩衝晶質液（125 mmol/L）のほうが高い。血液のクロールイオン濃度は酢酸を50mmol/L含む緩衝晶質液と血液（100mmol/L）と同等である。その他のカルシウムやマグネシウム、リン酸は省略している。
文献136, p48より引用

２０１３年に、同施設に入院した18歳以上の入院患者７万６７１９例を対象に、入院時及び入院後48時間の血清クロール（sCl）値と在院死亡率について検討している。それによると入院時のsClが正常域の105～108mmol/Lの症例の在院死亡率が最も低く、sCl＞108mmol/L（n=11,395）及びsCl＜=100mmol/L（n=3,611）の症例のそれは独立して予測死亡率が最も高かった。

またアニオン・ギャップ＞12mmol/L（n=13,089：17.1%）はアニオン・ギャップ＜=12mmol/L（n=63,630：82.9%）に比べて在院死亡率が高かった。入院後アニオン・ギャップが上昇する症例はsClの上昇を伴い、在院死亡率が高かった。入院後48時間内にsClが上昇する症例は、上昇しない症例に比べて生理食塩水の投与量が多かった。結論として彼らは次のように述べている。

①入院時sCl値の異常は、独立して在院死亡率が高い因子である。

②入院後のクロール濃度の高い輸液投与による高クロール血症は、独立した在院死亡率の上昇因子である。

③医原性の高クロール血症は避けるべきである。[141]

高クロール血症性アシドーシスは本当に有害か？

これまで生理食塩水投与による高クロール血症性アシドーシスについて述べてきたが，実際にこのアシドーシスが患者にとって有害なのかどうかはわかっていない．２００９年に発表された「The British Consensus Guidelines on Intravenous Fluid Therapy for Adult Surgical Patients」（成人手術患者の静脈内輸液療法に関する英国コンセンサスガイドライン）でもこの高クロール血症性アシドーシスについてレビューを行い，生理食塩水よりも緩衝晶質液の使用を勧めている．しかし，そのはっきりした根拠については述べられていないとグイデット・Bらは述べている[142]．さらに彼らは，「オーストラリアのフィンファーらも，生理食塩水投与は高クロール血症性アシドーシスを引き起こすが，これが患者に害があるのか否かはわからないと述べている」としている[142]．

レーム・Mとフィンスター・Uは術中の患者に2時間で6L（40mL/kg/h）の生理食塩水を投与し，SIDが40mEq/Lから31mEq/Lへ減少し，血清クロール値は105mmol/Lから115mmol/Lに上昇し，ベース・エクセス（base excess：BE）は7mmol/L減少したことを報告した[142,143]．これらのデータは臨床的に大量の生理食塩水を注入することによって「希釈性高クロール血症性アシドーシス」が発生することを証明している．

ボルト・Ｊらは腹部手術症例の術中・術後48時間の輸液管理における生理食塩水群（n＝21）と乳酸リンゲル液群（n＝21）との比較試験を行った。主として血液凝固能についての影響をみたものである。両群とも中心静脈圧をモニターして、術中に８Ｌを、術後48時間に10Ｌの輸液を投与し、結果としてトータルで両群ともに18Ｌの輸液が施行された。尿量にはともに有意差はなく、血清クロール濃度及びベース・デフィチット（base deficit：BD）は、生理食塩水群で術直後、ＩＣＵ入室後５時間目及び術後１日目で有意に高値であったが、２日目では両群に差はなかった。また、凝固能についても各測定時において有意差はなかった。このように大量の生理食塩水投与においても酸塩基平衡の乱れは－5mmol/Lで、術後１～２日以内であることを考慮すれば問題はなかったとしている[142,144]。

また、同様にボルトらはＨＥＳ（ヒドロキシエチルセルロース）製剤についても「新緩衝晶質液」と混ぜた6％HES 130/0.42と、生理食塩水と混ぜたＨＥＳとを、腹部手術、心血管系手術患者で比較し、後者の群で有意にＢＥの低下、血清クロール濃度の上昇がみられたが、それらは限定的で、臨床的に問題がないと結論している[144,145]。

生理食塩水投与による希釈性アシドーシスは実際に存在するが、それが他の器官、例えば腎機能、消化管機能、血液凝固機能へ実際に影響があるのかということが問題である。浸透圧に関しては乳酸リンゲル液のそれは273mOsm/Lであるが、in vivoでは256mOsm/kgになる。これは乳酸リンゲル液のイオン化が不完全であるためである。それに対して、生理食塩水の浸透圧は308mOsm/Lであるが、その解離係数が0・926なので、in vivoの浸透圧は286mOsm/Lとなり、正常血清の浸透圧285～295 mOsm/Lの範囲内にある。これに対して乳酸リンゲル液は明らかに低浸透圧である。[142]

動物実験において、乳酸リンゲル液の大量投与は血清浸透圧を低下させ、脳の水分を増加した。このことに関しては、乳酸リンゲル液の投与は脳圧亢進をきたすので脳疾患手術症例には制限したほうがよいという意見が多かった。

乳酸リンゲル液投与では最初の排尿までの時間が短かった。これは、浸透圧の低下により抗利尿ホルモンの分泌が抑制され、低浸透圧性尿を排出し、血清浸透圧を急激に正常に戻すことによる。[142]実際にレイド・Fらは緩衝晶質液、乳酸リンゲル液群では最初の排尿までの時間が短く、尿浸透圧が低下していることを観察している。[119,142]

これらのことより、生理食塩水の腎機能に対する影響はわずかであり、緩衝晶質液と大差がないと思われるとボルトらは述べている。[144]

次に生理食塩水投与による希釈性アシドーシスの血液凝固系への影響である。ボルトらはin vitroの研究において、10例のボランティアから採血し、緩衝晶質液と混ぜたHES群と、生理食塩水またはリンゲル液と混ぜたHES群とで採取した血液の希釈実験を行った。その結果、前者の群で血液凝固能への影響が少なかったと述べている。しかし著者らはin vitro固有の問題として、血液やカルシウムの希釈、血管内皮細胞などがないことを挙げて、この結果が臨床に当てはまらないことを指摘した[146]。

ウォーターズ・JHらは胸・腹部大動脈瘤症例の手術において、乳酸リンゲル液群（LR群）と生理食塩水群（NS群）を比較した。NS群では高クロール血症性アシドーシス例が多く、重炭酸製剤の使用量が有意に多かった（30±62mL vs 4±16mL）。また血小板製剤の輸血量もNS群に多く（478±302mL vs 223±24mL）、すべての血液製剤の使用量も有意に多かった（p=0.02）。出血量はそれぞれ2,300mLと2,900mLであり、LR群に少なかったが、有意差はなかったとしている。さらに人工呼吸器管理期間、ICU管理日数、在院日数に有意差はなく、合併症発生率にも有意差はみられなかったと報告している[147]。

ボルトらは心臓のバイパス手術時における人工心肺のプライミングにおいて、1,500mLの緩衝晶質液と混ぜたHESを使った群（HES群 n=25）と、500mLの5％人血清アルブミン製剤 +1,000mL 生理食塩水を使った群（アルブミン群 n=25）とを比較した。術中のそれぞれの投与量は 3,090±540mL, 3,110±450mL であった。BEはそれぞれ−5.9±1.2 mmol/L, +0.2±0.2 mmol/Lであった（p=0.0003）。術後のIL-6, IL-10, 細胞間接着分子（ICAM-1）は有意にアルブミン群で高く（p=0.0002）、腎機能の指標である尿中のα-グルタチオン-トランスフェナーゼ値とneutrophilgelatinase-associated lipocalin（NGAL）値は術後アルブミン群で有意に高かった（p=0.00004）。術後1日目の凝固時間は有意にアルブミン群で高く（p=0.004）、血小板機能は術直後と5時間目においてアルブミン群で基準値に比して有意に低値であった[148]。

しかし、同様にボルトらの報告であるが、心臓手術時の緩衝晶質液と混ぜたbalanced 6%HES 130/0.42＋balanced crystalloids群（balance群　n＝30）とunbalanced HES in saline+saline群（生理食塩水群　n＝30）の比較では、術後ＢＥの変化は有意に生理食塩水群で低下し、balance群では不変であった。IL-6, IL-10, ICAM-1の血中濃度及び尿中の腎特異タンパク質濃度は術後balance群で有意に低値であり、血液凝固時間及び血小板機能は両群ともに術後に有意に基準値に比して変化した。術後5時間の値のみ有意に生理食塩水群で変化していた。結論として、balance群では有意なＢＥの低下が少なく、腎特異タンパク質の尿中濃度は低値であり、炎症性反応や血管内膜の障害も少なく、血液凝固能に関しては生理食塩水群でのみ変化があったと報告している[149]。

食塩水投与による高クロール血症に伴う合併症として一般に挙げられているものを表12に列挙したが、これらの合併症が本当にどれだけ生命予後に関しているかははっきりしていない。

表12　大量の生理食塩水投与による高クロール血症に伴う合併症

- 高クロール血症性アシドーシス
- 尿量減少に伴う腎機能障害と間質の水分貯留
- 高カリウム血症（細胞内から細胞外に移動したK^{+}）
- 血管の透過性と硬度の亢進による血管内皮細胞表層の障害
- 炎症性サイトカインの上昇と易感染性
- 血液喪失を伴う凝固能障害
- 消化管灌流と機能の障害
- 投与輸液量の増加とベッドサイドにおける精神的不安感

第6章 輸液製剤の発展

理想的な輸液製剤とは？

現在市場に出ている一般の輸液は、生理食塩水をはじめ、リンゲル液、ハルトマン液（乳酸リンゲル液）そしていわゆる「緩衝晶質液」である。いずれも、大量に使用されると、特に炎症がある場合には間質の浮腫を招く。

マイブルフ・ＪＡとマイツェン・ＭＧは、輸液製剤について次のように述べている[137]。理想的な輸液製剤とは、血管内ボリュームの予測が可能で持続的な増加をもたらすものであり、細胞外液にできるだけ近い化学的な成分をもち、正常に代謝され組織に蓄積されることがなく完全に排出されるものである。さらに、有害な代謝物を産生することがなく全身的に負の影響を及ぼさず、患者の状態を改善し、低コストであるべきものである。しかし現在臨床で使用されている輸液製剤にはそのようなものはない。

したがって輸液療法を施行する場合には、我々は輸液以外の薬剤を投与する場合と同様に、最高の効果が得られ、副作用のない製剤を選択すべきである[137]。

ここで少し輸液製剤全般に共通することについて述べてみたい。

先述したが、わが国では輸液製剤と言えば晶質液（電解質輸液）製剤として語られることが多いが、欧米では輸液製剤は「蘇生液」と言われ、その中には大きく分けると膠質液（コロイド輸液）製剤と晶質液製剤がある（表8）。膠質液とは、その中に含まれる分子の分子量が大きいために健康な半透性の毛細血管膜を通過しにくい、担体（carrier）溶液のことである。これに対して晶質液とは、半透性の毛細血管膜を自由に通過できるが、液体の緊張性を決定するナトリウムと塩素を含む液体である。

膠質液は血管内に留まり、血管内ボリュームを保つのに効果的である。膠質液のボリューム節約効果は、晶質液に比して非常に有利である。半合成コロイド製剤は人血清アルブミン製剤よりも効果の持続時間は短いが、活発に代謝され排出される。ただし、膠質液、特に人血清アルブミン製剤は高価であり、一般には輸液製剤としては使いにくい。これに比べて晶質液は安価で広く使用され、使われ方も確立されているが、第一選択としての輸液製剤としての役割は証明されていない。歴史的に晶質液の使用は、臨床的に有意な間質浮腫をきたすことが示されているからだ[119]。

各輸液製剤の特性

わが国においては、輸液製剤を選択する場合に、独自のプロトコルを作成して輸液剤を選択している施設はほとんどない。輸液製剤は利便性及び商業ベースに基づいて主に臨床家の好みで選択されている。この傾向は世界の多くの国々でも同様で、専門家の意見によってあるいは質の低い臨床的エビデンスに基づいて選択されている。[119]系統的なランダム化比較試験のレビューにおいては膠質液輸液と晶質液輸液とで死亡のリスクに差はないということが報告されている。[150]またどんな輸液も他の輸液よりも効果的で安全であるというエビデンスはほとんどないという報告もある。[151]とは言え、それぞれの特性の理解は不可欠であると言えよう。以下に、それぞれの製剤の特性を挙げるので、参考にしていただきたい。

人血清アルブミン製剤

膠質液の代表的な製剤は人血清アルブミン製剤である。これはヒトの血液成分で作製され、生理食塩水で4～5％に調整され、ウイルスの混入を避けるために加熱処理されている。しかし高価で一般的には使いにくい。人血清アルブミン製剤に関するランダム化比較研究を少し紹介しよう。

1998年に出されたCochrane Injuries Group Albumin Reviewersのメタ解析がある。アルブミン製剤と血漿タンパク製剤（晶質液を使用した症例も含む）のランダム化比較試験における多施設共同研究である。対象は外傷・手術、熱傷、及び低タンパク血症による血液量減少を呈するICU管理症例で、主な結果としての指標はフォローアップ中の全死亡率である。結果は、アルブミン製剤群の死亡率のリスクはすべての症例で血漿タンパク製剤群に比して1・46であった。熱傷例では2・40、低タンパク血症例では1・69であり、アルブミン製剤群の有意性は証明されず、むしろ死亡率が高い結果であった[152]。

ニュージーランド及びオーストラリアグループによる一連のSaline versus Albumin study（SAFE study）は、ICUの患者に対し蘇生液として生理食塩水を使用した群と4%アルブミン製剤を使用した群のランダム化比較試験である。主な結果としての指標は28日以内の死亡率であるが、両群にまったく有意差はなかった[153]（相対危険度：0.99, p=0.99）。

また頭部外傷症例における同様の試験での2年以内の死亡率は、有意にアルブミン製剤群で高かった[154]（相対危険度：1.63, p=0.003）。さらにその後の研究においてこの結果は受傷後1週間以内の頭蓋内圧亢進がアルブミン製剤群で増加していたことに由来するということがわかった[155]。重症敗血症症例における検討では、28日以内の死亡率はアルブミン製剤群で有意に減少した[156]（相対危険度：0.71, p=0.03）。低タンパク血症（血清アルブミン値が25g/L以下）症例においては28日以内の死亡率は有意差がなかった[157]（オッズ比0・87）。

SAFE studyでは平均動脈血圧や脈拍数には有意差はなく、中心静脈圧は軽度に高かった。これらのデータを達成するのに要した輸液投与量はアルブミン製剤群1に対して生理食塩水群は1・4であった[137, 154]、と述べられている。

これらのSAFE studyからのデータではアルブミン製剤投与を支持するデータはほとんど

なく、唯一、重症敗血症症例において良好な結果が得られた。このデータをもう少し詳しくみると対象症例は１２１８例中アルブミン製剤群が６０３例であり、生理食塩水群が６１５例であった。ランダムに振り分けられた時点においては種々のデータに違いはなく、最初の７日間において１日目と３日目の脈拍数がアルブミン製剤群で有意に少なく（p=0.002, p=0.03）、1日目から3日目までの中心静脈圧が有意に高かった（p<0.005）。しかし、臓器不全や腎不全による代替治療の頻度には有意差がなかった（p=0.98）。相対危険度における死亡率では有意差がなかったが（p=0.06）、入院時の諸データに基づいた多変量ロジスティック回帰分析によって、アルブミン製剤群で死亡率のオッズ比が生理食塩水群に比して0.71であり（p=0.03）、アルブミン製剤群で良好な成績が得られた。ただし、この重症敗血症の検討は特別なグループによって行われた研究の成績であるため、さらなる検討が必要であるとこの研究を行ったフィンファー・Sらは結んでいる[156]。

半合成コロイド製剤

ヒト由来のアルブミン製剤が高額であり、使用に制限があることから半合成コロイド製剤の開発が進められてきた。その一つであるＨＥＳ（ヒドロキシエチルセルロース）液は世界的に最も広く使われている。

ＨＥＳ液は主としてトウモロコシやジャガイモなどから作られている。グルコース分子に置き換わった高度の代用品は血液中の非特異的アミラーゼによって加水分解されず、長い間血管内に留まるが、この作用はＨＥＳが細網内皮系（皮膚や肝臓、腎臓）に蓄積する可能性を増加させる。皮膚への蓄積は掻痒症を発生させる。

ＨＥＳは血液凝固系（血液の粘性とフィブリンの溶解性）に関与する。10％ＨＥＳ液はＩＣＵの重症敗血症症例の死亡率を増加させ、腎障害をきたし、その代替治療を要する症例が多くみられた[158]。

現在使用されているＨＥＳ液は６％液であり、大きな手術の麻酔中やＩＣＵ症例に対するfirst line蘇生液として使用されている[159]。ＨＥＳ液の組織蓄積性のため、毎日の使用量は33～50 mL/kg・体重とされている[137]。

しかし、Members of the Scandinavian Starch for Severe Sepsis/Septic Shock（6S）trial groupによる報告には、高い障害発生率を示しているものもある。ＩＣＵ管理の重症敗血症症例７９８例を無作為にＨＥＳ群と酢酸リンゲル液群（リンゲル液群）に分けて、90日の死亡率及び腎障害発生率を比較した。死亡率ではＨＥＳ群が201/398（51％）、リンゲル液群が172/400（43％）でp=0.03、腎障害で腎臓代替治療を受けた症例はそれぞれ87例（22％）、65例（12％）、p=0.04であった。さらに38例（10％）、25例（10％）がそれぞれ重症の出血をきたした（p=0.09）。結論として重症敗血症症例の蘇生液としてＨＥＳ群はリンゲル液群に比して、90日以内の死亡例及び腎臓代替治療症例が有意に多かったと報告された[160]。この報告は10％ＨＥＳ液を用いた報告[158]とほぼ同様な結果である。

オーストラリアやニュージーランドのＩＣＵグループが行ったCHEST studyは、７０００例を対象にした６％ＨＥＳ群と０・９％生理食塩水群との比較試験である。死亡率には差はなく、腎臓の代替治療を要した症例がＨＥＳ群では235/3,352例（７・０％）、それに対して０・９％生理食塩水群では196/3,375例（５・８％）であり、ＨＥＳ群に有意に多く（p=0.04）、その他有害事象の発生率もＨＥＳ群で５・３％、０・９％生理食塩水群で２・８％と、有意にＨＥＳ群に多くみられた[161]。

その他ゼラチンなどを用いた膠質液においてはっきりした結果が出た比較試験は非常に少ない。これらの結果から蘇生液としての膠質液の晶質液に対する優位性はみられず、コストも晶質液に比して高く、膠質液は臨床的に勧められる蘇生液とは言えないようだ。

晶質液製剤

晶質液製剤はわが国では一般に電解質輸液製剤と称され、脱水の治療や、周術期の輸液として使われている。中でも０・９％生理食塩水は最も多く使われていて、種々の薬剤、例えば抗菌薬などの溶解液としても広く使われていることについては先にも述べた。

細胞外液の化学的組成をもった晶質液は緩衝晶質液と呼ばれ，基本的にはリンゲル液及びハルトマン液から出発している。しかし本当に balanced あるいは physiological な輸液は現在存在しない[137]。

緩衝晶質液は細胞外液に比べてナトリウムイオン濃度が低く，比較的低浸透圧性である。プラスチックバッグに包装されていて，重炭酸イオンを含んだ輸液は不安定のために，他の陰イオンすなわち乳酸，酢酸，グルコン酸，リンゴ酸などを使っている。したがって大量の緩衝晶質液を投与すると，高乳酸血症，代謝性アルカローシス，低浸透圧，酢酸による心毒性を呈する。また，カルシウムが含まれる輸液とクエン酸が含まれる赤血球を同時に輸血すると微小血栓を生じる[137]。

米国・デューク大学麻酔科のショウ・ADらは腹部手術時の輸液として生理食塩水とカルシウムフリーのPlasma-Lyteを比較し，それらの副作用を検討している。それぞれの症例数は生理食塩水群3万994例とPlasma-Lyte群926例である。その在院死亡率はそれぞれ5・6％と2・9％（p=0.001）であり，大きな合併症発生率はそれぞれ33・7％，23％（p=0.001）でどちらの結果も有意に生理食塩水群に多くみられた。また，傾向が一致したサンプル生理食塩水群2 1 3例，Plasma-Lyte群7 1 4例の検討においても，術後感染症 p=0.006，人工透析施行症例数 p<0.001，輸血症例 p<0.001，電解質バランス失調 p<0.046，アシドーシス p<0.001と，すべての項目で生理食塩水群で有意に多くみられた。ショウら

は、大きな腹部手術当日の輸液としては、生理食塩水よりはPlasma-Lyteを使用した症例のほうが術後の合併症が少ないと結論づけている[162]。

ユーノス・ＮＭらは塩素濃度を制限していない蘇生液は、急性腎不全（ＡＫＩ）を引き起こすかもしれないという仮定のもとに、主治医によって自由に選択された標準の蘇生液（生理食塩水を含む）投与群と介入群を比較した。ＩＣＵの専門医によって処方された蘇生液を使用し、特殊な病態（低ナトリウム血症、頭部外傷例や脳浮腫のある症例）を有する症例以外には塩素濃度を制限した蘇生液を投与した群における腎機能障害の有無についても検討している。症例の振り分けは前向き非盲検連続期間パイロット試験を採用し、オーストラリア・メルボルン大学附属病院のＩＣＵに入院した成人７６０例（コントロール群：２００８年2月18日~同8月17日）と成人７７３例（介入群：２００９年2月18日~同8月17日）について検討した。投与された塩素量はコントロール群694mmol、介入群496mmolであった。ＩＣＵ入院中の患者の血清クレアチニン値はそれぞれ22.6μmol/Lと14.8μmol/L（p=0.03）で有意にコントロール群が高値を示した。ＡＫＩ発生率は14%と８・４％（p<0.001）、腎代替治療（ＲＲＴ）は10%と６・３％（p=0.005）とそれぞれ有意にコントロール群に多くみられた。しかし、入院中死亡率や入院期間については有意差がみられなかったとしている[163]。

生理食塩水の動物実験での検討

これまでも各章で生理食塩水と他の蘇生液との比較におけるランダム化比較研究について述べてきたが、この章では動物実験における検討から、種々の臨床での比較検討をまとめてみよう。

古くは1948年シャイアーズ・GTとホルマン・Jのイヌを使った実験がある。「Dilution acidosis」というタイトルの論文である。イヌに0・9%食塩水を1・5L急速に（300mL/h）静脈投与した結果、動脈血pHが7・55から7・21に低下したが、$NaHCO_3$を含む蘇生液では変化はみられなかったと報告されている[114]。

1983年、ウィルコックス・CSはイヌを使って腎臓を頸部に自家移植し、神経脱落の影響をみている。それによると、クロール含有蘇生液を投与すると高クロール血症が生じ、血清クロール値が上昇するにつれて腎血管収縮が強くなり、GFRの低下をみたとしている[123]。この論文では、腎血管収縮とGFR低値は神経反応を介さず、しかもナトリウムの影響ではなく、塩素の影響を受けるということを明らかにした。

1998年、ヒーリー・MAはラットで出血性ショックの実験を行い、蘇生液としての生理食塩水とリンゲル液を比較し、動脈血pHが生理食塩水群で有意にアシドーシスを呈し

（pH7.14：7.39, p＜0.01）、生存率も悪かった（50％：100％, p＜0.05）と報告した[132]。

20世紀末から21世紀の初頭にかけてイヌやブタなどを使った出血性ショックに対する蘇生液としての生理食塩水とリンゲル液あるいはPlasma-Lyte A（or R）との比較実験の報告が次々と出てきた[164〜168]。

トラヴェルソ・LWはブタを使った実験を行い、蘇生液として、生理食塩水、乳酸リンゲル液、Plasma-Lyte A（PA）及びPlasma-Lyte R（PR）を用いた場合の、生存率を比較検討した。その結果、各蘇生液の生存率は乳酸リンゲル液が67％、ついで生理食塩水が50％、PRが40％、PAが30％であり、乳酸リンゲル液が最もよかった。PRとPAは緩衝剤として酢酸が使われていて、その影響による血管拡張と収縮作用のために成績が悪いのではないかとトラヴェルソはコメントしている[164]。

さらにブタを使った生理食塩水群と乳酸リンゲル液群の比較実験が3件ある。トッド・SRは生理食塩水群で蘇生に要した液体量は多く（256±145mL/kg：126±67mL/kg, p=0.04）、高クロール血症及び希釈性凝固障害が多いと述べ[165]、キラリー・LNらは乳酸リンゲル液群で血液の凝固能が高く、出血も少なかったと述べている[166]。フィリップス・CRらは肺血管外水分量を測定し、生理食塩水群、乳酸リンゲル液群ともに増加するが、その程度は生理食塩水群のほうが大きかったとした[167]。ノリトミ・DTは生理食塩水群、乳酸リンゲル液群そしてPlasma-Lyte群を比較し、3群ともに低心拍出量がみられ、生理食塩水で有意のpH

の低下と高クロール血症がみられたとしている。[168]

ケラム・ＪＡらは１９９８年イヌに大腸菌による敗血症を作り、生理食塩水投与により、pHの低下（7.32～7.11, $p<0.01$）、高クロール血症（sCl：128mmol/L～137mmol/L, $p<0.016$）がみられたと報告した。[169] 同様に彼らは２００６年にラットに盲腸結紮穿刺による敗血症モデルを作成し、０・１規定の塩酸を静脈内に投与した。その結果、高度のアシドーシスと心停止をきたし、高クロール血症に伴う炎症性サイトカインIL-6, TNF-α, IL-10の上昇をみたことを報告した。[170]

健常成人ボランティアでの検討

健康成人を対象に晶質液について検討したものは20世紀末から現在まで9件ある。いずれもランダム化クロスオーバー研究である。[119、120、171～177]

アギュラール・ナシメント・ＪＥの論文は生理食塩水の経口投与と経静脈投与との比較検討で、体重、体水分量、除脂肪体重は投与後増加したが、両群間で有意差はなかったとしている。また、ヘマトクリット値、ヘモグロビン濃度、アルブミン値は経静脈投与群で有意に低下したと述べた。[172]

生理食塩水群で高クロール血症に言及しているのは5件あり[119,173,174,176,177]、その中で高クロール血症性アシドーシスを呈した論文が3件であった[119,173,174]。また、生理食塩水群で尿量の減少あるいは最初の尿排出までの時間の延長を述べているものが3件あり[119,120,177]、血中アルドステロン濃度の低下がみられている[171,177]。

また生理食塩水群で平均腎動脈血流速度の低下及び腎皮質組織灌流量の低下を記載している論文が2件であった[173,175]。

ウイリアムス・ELらは18例のボランティアに対し、50mL/kgの乳酸リンゲル液あるいは生理食塩水を1時間以上かけて投与したところ、乳酸リンゲル液群に一過性の血清浸透圧の低下を認めたとしている[120]。これは乳酸リンゲル液の解離が生理食塩水群よりも低く、実際の浸透圧は乳酸リンゲル液群が256mOsm/kgに対し生理食塩水群は286mOsm/kgであり、この浸透圧の差であるとした。一般に低浸透圧性の蘇生液は血清浸透圧を低下させ、脳浮腫をきたすとされている。したがって脳浮腫のリスクのある症例には、乳酸リンゲル液よりも生理食塩水が選択されるべきである。

レイド・Fらは生理食塩水群とハルトマン液とを比較して、生理食塩水群で有意に血管内ボリュームの増加と尿量の低下をみたと報告した[119]。

レイドらの同僚のチャウドリー・AHらは生理食塩水群とPlasma-Lyte群を比較し、MRIを用いて腎動脈血流速度と腎皮質組織灌流量を測定した。Plasma-Lyte群に比して生理食塩水群では腎動脈血流速度、腎皮質組織灌流量の有意な低下を観察した[173]。ビハリ・Sらは生理食塩水、4%アルブミン、5%グルコースを30mL/kg, 100mL/minの速度で投与してそれぞれの肺間質水分量を測定しているが、生理食塩水群のみで肺間質水分量の増加とアンジオポエチン-2の増加がみられたと述べた[176]。

アンジオポエチンには1～4までがあり、これは、血管内皮細胞から分泌され、微小血管の血管周囲の平滑筋にシグナルを与え、その透過性や血管拡張・収縮を調節しているサイトカインである。その中のアンジオポエチン-2には血管内皮細胞の死滅や血管網の破壊をもたらす作用がある[176]。

周術期の輸液管理

周術期の蘇生液の使用すなわち、蘇生液の選択、投与量は術後の予後を左右する重要な問題である。しかし前述したように、その蘇生液の選択については決まったルールはなく、麻酔医の好み及び経済性で選択されるのが一般的である。現在でも欧米においては蘇生液として使われているのは生理食塩水が最も多く、それと緩衝晶質液との比較試験が未だに行われている。

最近のランダム化比較試験がPubMedで数編みられたので紹介しよう。表13に掲げた六つの論文中二つがランダム化比較試験のレビュー及びメタ解析である。

その一つは米国・デューク大学のクラジェフスキー・MLらの論文である。彼らは21件、全症例数6253例の結果を報告している。これには周術期の管理症例とICU管理症例も含まれている。蘇生液のクロール含有量が111mmol/L以上のものと（もちろんこの中には生理食塩水も含まれる）、それ以下のものとを比較した。その結果死亡率には有意差なしであった。しかし、クロール高含有液群では血清クロール値が有意に高く、高クロール血症性代謝性アシドーシスの発生、及びAKIの発生率が有意に高かったと報告した。さらに輸血量も多く、人工呼吸日数も有意に長いとしている。[178]

さらには、南アフリカのネルソン・マンデラ大学医学部と米国のクリーブランド・クリニックの共同研究についての、レイマン・Mらの論文がある。彼らは心臓以外の外科手術例について、HES群と晶質液群を比較している。目的は、HES群の周術期使用についてのランダム化比較試験が少ないことに着目し、これを評価するものである。90件のfull textが評価され、そのうちの13件のランダム化比較試験の結果を報告した。それぞれの対象症例数は20～202と少ない。術後90日以内の死亡率は13/373（HES群）対3/368（晶質液群）であり、相対危険度が2・97とHES群に高い傾向がみられた。しかし、AKI発生率及びRRTには有意差がなく、重大な感染性合併症の発生においても有意差はなかった。結

表13　周術期の輸液管理に関する近年のランダム化比較試験等

著者（発表年）	研究方法	手術	蘇生液	検討項目	結果
ポルトミュラー・CA（2018）	二重盲検比較試験	腹部手術例	NS*（n=30）vs BC*（n=30）	カテコールアミン症例数 投与量、蘇生液量 術後ICU管理例数	症例数：60/240例で中止。NS群：高Cl血症性アシドーシスを呈す。昇圧剤投与症例も有意に多く、投与量（0.11ng/kg vs 0.00ng/kg）、(p=0.003)。術後ICU管理症例ともになし。
ワインバーグ・L（2017）	RCT	死体腎移植50例	NS（n=25）vs PL*（n=24）	高K血症（≧5.5mmol/L） 術後移植腎機能への影響	NS群 vs PL群：高K血症例（%）：20/25（80）vs 12/24（50）、(p=0.03) 平均血清K最高値（mmol/L）：6.1±0.8 vs 5.4±0.9（p=0.009） 高K血症治療例（%）：15（64）vs 5（21）、(p=0.004) 手術終了時血清pH平均値：7.32±0.06 vs 7.39±0.05（p=0.001） 同血清Cl値（mmol/L）：107 vs 101（p<0.001） 術後移植腎機能：有意差なし。
レイマン・M（2016）	RCTsのメタ解析	心臓手術以外の外科手術例	HES液 vs 晶質液	術後90日以内の死亡率。在院日数。重症感染症。AKI, RRT	13 RCTs：n=20～202 HES液 vs 晶質液：術後90日以内死亡率：13/373 vs 3/368（相対危険度：2.97） AKI & RRT：有意差なし。在院日数：HES群のほうが短い（平均－1.52日） 結論：少数例のため両群の差の検討には不十分。
ポツラ・E（2015）	RCT	死体腎移植150例	BC vs NS	高K血症発生率、 代謝性アシドーシス、 腎機能	NS群 vs BC群　術中投与量（mL）：2,625 vs 2,500（ns） 高K血症（s-K>5.9mmol/L）例数：13（17%）vs 15（21%）(p=0.56) BE*（mmol/L）：－4.5 vs －2.6（p<0.001） 高Cl血症最高値（mmol/L）：109 vs 107（p<0.001）。血清クレアチニン、尿量：有意差なし。 カテコラミン投与量：有意にNS群に多い。
カンシール・AS（2015）	RCT	前立腺摘出術36/40例が研究終了	6% HES液 130/0.4 vs NS From 7.5ml/kg/h to 4ml/kg/h	U-NGAL*, urine alb., Creatinine, 血圧 Plasma Cr、諸内分泌物質	腎毒性に両群に有意差なし。U-NGAL、クレアチニンクリアランス、尿中アルブミン、血圧には両群で有意差なし。 HES液 vs NS：出血量：1,250mL vs 750mL。Plasma Alb：HES群で有意に低値。血漿レニン & アンジオテンシン：両群とも上昇。 血漿アルドステロン & バゾプレッシン：有意にNS群で高値。
クラジェフスキー・ML（2015）	メタ解析	周術期症例及びICU症例	クロール含有量：111 mmol以上 vs 110 mmol 以下	死亡率、腎機能 血清Cl値、代謝性アシドーシス、輸血量、人工呼吸日数、在院日数、ICU管理日数	21件の研究、全症例数6,253例。死亡率に有意差なし。 高Cl含有液：AKI発生率が有意に高い（RR：1.64、p< 0.001）。 高Cl血漿性代謝性アシドーシス発生率が有意に高い（RR：2.87、p<0.001）。 血清CL値：有意に高い。輸血量有意に多い（p<0.014）。 人工呼吸日数：有意に長い（p<0.001）。

＊NS：生理食塩水、BC：緩衝晶質液、PL：Plasma-Lyte、BE：ベース・エクセス、U-NGAL：尿中好中球ゼラチナーゼ関連リポカイン

論としてこのメタ解析においては各症例数も少なく、イベントの発生率も少ない。死亡率においてはＨＥＳ群に多い傾向にあったが、全体としては両群についての有意差をみることができなかったとした[179]。

死体腎移植術について生理食塩水群（ＮＳ群）と緩衝晶質液群（ＢＣ群）の比較検討の論文が二つある。オーストリア・ウィーンのポッラ・Ｅらは１５０例の死体腎移植例について検討している。高カリウム血症（s-K＞5.9mmol/L）発生率は17％（ＮＳ群）、21％（ＢＣ群）で有意差なしとしている。血清クロール値最高値はＮＳ群で有意に高く、ベース・エクセス（base excess：BE）も有意に低値であった。さらにカテコールアミン投与量もＮＳ群で有意に多量を要したとしている[180]。

一方オーストラリアのワインバーグ・Ｌらは、死体腎移植における高カリウム血症の発生と術後の移植腎機能についての生理食塩水群（ＮＳ群　n＝25）とPlasma-Lyte 148®群（ＰＬ群　n＝24）を比較検討した。術後48時間以内の高カリウム血症発生率は80％（ＮＳ群）対50％（ＰＬ群）で、有意にＮＳ群に多く発生したと述べている[181]。ポッラらの報告（17～21％）と比較すると高カリウム発生率はワインバーグらの報告が極端に多いが、この差は何なのかは不明である。高クロール血症と代謝性アシドーシスの発生は、ワインバーグら、ポッラらともに生理食塩水群に多く発生している。

一般に高カリウム血症がみられる症例では乳酸リンゲル液など（ＢＣ）にはカリウムが含

まれているので禁忌であるとされてきたが、実際にＮＳ群とＢＣ群を比較すると異なる結果がみられた。この原因としてサンティ・Ｍらは次のことを挙げている。

①ＢＣ群に含まれるカリウムイオンは5mmol/L以下であり、静脈内に投与されると細胞外液により急速に薄められる。②反対にＮＳ群は高クロール血症性代謝性アシドーシスを発生すると、上昇した細胞外水素イオン濃度が細胞内に移行するがそれに伴って細胞内カリウムイオンが細胞外に移動し、高カリウム血症を呈する（図13）。一方、ＢＣ群ではカリウムイオンの移動は生じない。③腎機能障害はＮＳ群に比較するとＢＣ群では非常に少ない[136]。これらのことにより、ＮＳ投与による高カリウム血症発生の可能性があるとした。

デンマークのカンシール・ＡＳらは前立腺全摘術36例についてＨＥＳ液投与（ＨＥＳ群）の腎機能へ

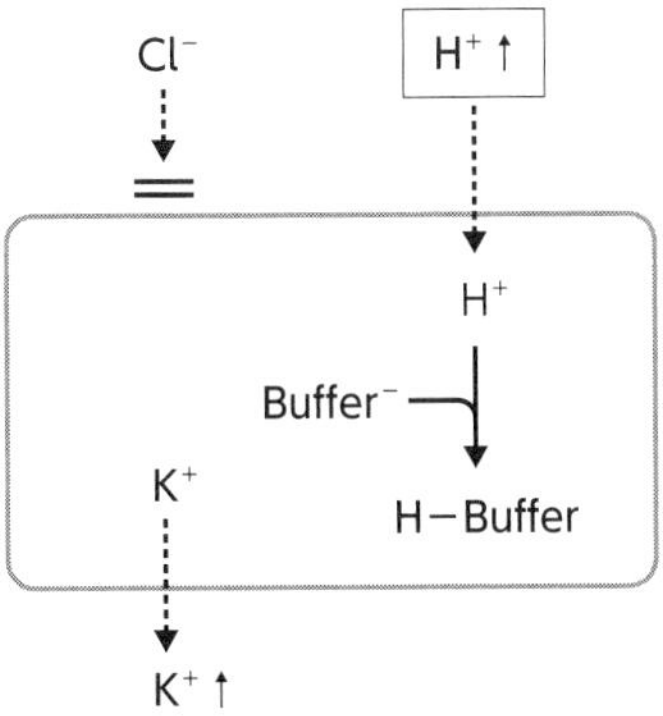

高Cl血症性代謝性アシドーシスにおいてはいくらかのH^+が細胞外から細胞内に移動する。Cl^-は細胞外に留まるので、細胞内のK^+は細胞外に移動する。乳酸アシドーシスやケトアシドーシスでは有機陰イオンが細胞内に入るので、細胞外液が正常Cl濃度の場合には高カリウム血症は起こらない。

図13　高CL血症性代謝性アシドーシス時のK^+代謝

文献136, p49より引用

の影響を生理食塩水群（ＮＳ群）と比較している。それによると、尿中好中球ゼラチナーゼ関連リポカリン、クレアチニンクリアランス、尿量、血圧などには有意差がなく、出血量は1,250mL：750mLで有意にＨＥＳ群に多く、血漿アルドステロン及びバゾプレッシンは有意にＮＳ群で高値を呈した。結論として彼らは出血量がＨＥＳ群に有意に多かったが、その他の腎毒性については有意差がみられなかったと述べている。[182]

ウィーン大学麻酔科・ＩＣＵのポルトミューラー・ＣＡらが２０１８年2月に発表した論文では、腹部手術例の術中輸液管理において、生理食塩水群（ＮＳ群）と酢酸緩衝晶質液群（ＢＣ群）について、術中の昇圧剤の使用の有無及びその投与量を比較している。目標症例は２４０例であったが、それぞれ30例のエントリーがあった時点において、以後の検討を中止した。その時点での結果をみると、それぞれの輸液投与量中間値は、3,427mL, 3,144mLで有意差はなかった。高クロール血症性代謝性アシドーシスを呈した症例がＮＳ群に多く、昇圧剤を投与した症例の割合はＮＳ群97%、ＢＣ群67%（p=0.033）で、有意にＮＳ群に多くみられた。さらにノルアドレナリンの投与量はそれぞれ0.11ng/kg/min, 0.00ng/kg/min（p=0.003）で有意にＮＳ群に多かった。したがってこの時点でこの研究を続けることには危険性があるという判断において以後の検討を中止している。結論として、ノルアドレナリンの使用量が多くなったことから研究を予備的に終了したためサンプルサイズも少ないということを考慮して解釈されるべきであると彼らは述べている。[183]

これらの論文を見ると、予定手術における周術期の蘇生液投与に関しては、やはりBCがNSよりも安全かと考えられる。NS投与による高クロール血症性代謝性アシドーシスの発生は明らかであり、AKI発生率も有意に高いという論文が多い。クラジェフスキーらは、死亡率には有意差はなかったとしているが、カテコールアミンの投与量は有意にNS群に多く[184]、有害事象もNS群に多いようだ[178]。

またHES群についてはレイマン[179]とカンシール[182]の論文を挙げた。死亡率についてレイマンはHES群で多い傾向にあるとしたが、このメタ解析においては、各論文の症例数が少なく、結論を出すに至っていない。カンシールらはHES群はNS群よりも出血量が多かったが、腎毒性については有意差がなかったとしている。なお、HESに並記されている「130/0.4」はHESの平均分子量が130であり、モル置換度が0・4という意味である。HESは血中のα-アミラーゼで分解される。分解が早いと血中に留まる時間が短くなり血漿増量剤としての効果がない。そこで一部のアミノペクチンを加水分解してハイドロキシ化している。その割合をモル置換度と言う。モル置換度が大きいほど（0・6以上）分解されにくくなるが、凝固障害を起こしやすいと言われている。

２０１７年2月に「ESPEN guideline：Clinical nutrition in surgery」（ＥＳＰＥＮガイドライン—外科手術における臨床栄養）が出された。この著者の一人に現在ＪＳＰＥＮ理事長の東口髙志先生の名前もある。このガイドラインはERAS（Enhanced Recovery After Surgery）コンセプト下の術中管理のための指針である。ＥＲＡＳのコンセプトは、外科手術患者の回復を促進するためには侵襲に対する代謝状態を理解し、飢餓に伴う栄養不良をいかに回避するかということである。これについては第7章で詳述する。

希釈性高クロール血症性アシドーシスの胃腸機能への影響

先に述べたウイリアムス・ＥＬらは18例のボランティアを使って乳酸リンゲル液群（ＬＲ群）と生理食塩水群（ＮＳ群）とを比較し、ＮＳ群に腹部不快感が多いと述べている[120]。ウイルクス・ＮＪらは腹部手術例について、6%HES pander in balanced or in Ringer's lactate群（balanced群）と6%HES pander in isotonic saline群（生理食塩水群）とを比較している。その結果、balanced群に比して生理食塩水群に血清クロール値の上昇、ＢＥの低下、代謝性アシドーシス例の増加が有意に多くみられた。さらに胃粘膜血流状態を示す胃内圧測定では生理食塩水群及びbalanced群でそれぞれ1.7kPa, 0.9kPa（p=0.0394）と生理食塩水群に有意に高い値がみられ、胃粘膜血流量の低下が示唆された。しかし臨床的に嘔気・嘔吐の頻度については有意差がなかったと言う[125]。

モレッティ・EWらは非心臓手術例の術中輸液管理について、Hetastarch in isotonic saline群（HS-BS群　n＝30）、Hetastarch in balanced solution群（HS-BS群　n＝30）、そして乳酸リンゲル液群（LR群　n＝30）の3群に分けて術後の消化管症状を比較検討している。術中の輸液量は、1,301±1,079mL，1,448±759mL，5,946±1,909mL（$p<0.05$）であった。術後嘔気発現は、HS-NS群47％、HS-BS群37％、LR群73％であり（$p<0.007$）、LR群に有意に多くみられた。また、嘔吐の発現はそれぞれ27％、23％、53％であり、LR群がHS群に比して有意（$p<0.02$）に多い頻度であった。しかしモレッティらは、この結果は投与した輸液の内容よりも投与量が重要であると結論づけている[185]。

これら以外にも、術中の晶質液の輸液量を制限したほうが術後の消化管機能の改善に繋がり、術後の合併症発現頻度も少ないといういくつかの論文がある。

結論としては、希釈性アシドーシスが臨床的に術後の消化管機能に関連するというはっきりとした根拠を示した論文はこれまでないと言える[126,127]。しかし術中の晶質液投与の制限は、ある程度の消化管機能の改善に寄与しているとグイデット・Bは述べている[142]。

ICU重症患者の蘇生液管理

ＩＣＵの重症患者の蘇生液管理は最も重要で、直接患者の予後を左右するものである。これまでのところ、緩衝晶質液と生理食塩水のいずれも一般に使われていて、どちらの蘇生液が好結果をもたらすかということについて結論が得られていなかった。[112、114] しかし、生理食塩水投与による高クロール血症性代謝性アシドーシスの発生と、ＡＫＩの発生及び死亡率の増加[123、167]などの報告がみられる。[185、186]

北京の中国人民解放軍総合病院ＩＣＵのシュウ・ＦＨらの論文が２０１８年１月に「Normal saline for intravenous fluid therapy in critically ill patients」（重症患者の輸液療法に対する生理食塩水）というタイトルで発表された。[187]

急性期症例に対する蘇生液にはどのようなものが選択されるべきか、またその投与量はいかにすべきかなど未だ決まったものはない。生理食塩水は現在でも世界中で最も一般的に広く使われている蘇生液である。しかし、それに含まれるクロールイオンは血清のそれとはかけ離れて多く、その投与により高クロール血症性代謝性アシドーシスを引き起こすことは避けられない。しかしクロールイオンは尿細管・糸球体回帰機構（尿細管糸球体フィードバック機構）にとっては非常に重要なイオンである。[112] 遠位尿細管のクロールイオン濃度が上昇すると、緻密斑を介してフィードバックが起こり、輸入動脈の収縮を招き、ＧＦＲが低下する。しかしこの悪影響が死亡率やＡＫＩ発生率に関連があるか否かは未だわかっていない。このことから考えても、生理食塩水が第一選択としてもいい蘇生液なのか否かは議論の余地があるところである[184,186]。

そこでシュウらは、ＩＣＵ管理症例における生理食塩水群と他の蘇生液を比較したランダム化比較試験での結果を踏まえて、エビデンスの要点をまとめた。彼らは、ＩＣＵ管理症例におけるよりよい生理食塩水の使用の検討が臨床結果にポジティブに影響するかもしれないと期待している。この要点のまとめによると、生理食塩水群は６％ＨＥＳ群との比較ではＡＫＩ発生率は減少するが、10％ＨＥＳ群、アルブミン群、緩衝晶質液群との比較では死亡率、ＡＫＩ発生率に有意差がなかった。したがって蘇生液を処方する際には個々の症例の状態によって処方すべきであると彼らは述べている[187]。

本書を執筆中にこれまでで最も大規模な論文が「New Engl J Med」に発表された。タイトルが「Balanced crystalloids versus saline in critically ill adults」（重症成人例における緩衝晶質液対生理食塩水）と「Balanced crystalloids versus saline in noncritically ill adults」（非重症成人例における緩衝晶質液対生理食塩水）という二つの論文である[188,189]。これらの論文は米国・ヴァンダービルト大学の五つのグループのＩＣＵの症例で、「The Isotonic Solutions and Major Adverse Renal Events Trial (SMART) Investigator and the Pragmatic Critical

Care Research Group」がまとめた。対象症例は2015年1月1日〜4月30日における1万5802例であり、これらでの実利的クラスターランダム化複数クロスオーバー試験である。緩衝晶質液（BC）としては乳酸リンゲル液またはPlasma-Lyte Aが使われた。主要な評価項目はICU入室後30日以内に発生した重篤な腎機能障害（MAKE 30）、30日以内在院死亡例、RRT施行例、及び遷延する腎機能障害率（s-クレアチン＞基準値の200％）である。副次的評価項目はICU退室前及び入室後30日及び60日の死亡例、非人工呼吸日数などである。なお、各群の症例の偏りはみられていない（表14）。

総輸液量の中間値はBC群1,470mL、NS群1,180mLであった。血清クロール値

表14 SMART Clinical試験の結果（2015〜2017年）

	BC群 (n=7,942)	NS群 (n=7,860)	*p*
総輸液量（中間値mL）	1,470	1,180	
主要評価項目			
MAKE30 例（%）	1,139(14.3)	1,211(15.4)	0.04
30日以内在院死亡例（%）	818(10.3)	875(11.1)	0.06
RRT施行例（%）	189/7,558(2.5)	220/7,458(2.9)	0.08
遷延する腎機能障害例(%)	487/7,558(6.4)	494/7,458(6.6)	0.60
敗血症30日以内在院死亡率	25.2%	29.4%	0.02
副次的評価項目			
ICU退室前死亡例（%）	528(6.6)	572(7.3)	0.08
入室後60日以内死亡例（%）	928(11.7)	975(12.4)	0.13

成人ICU患者では、BC液は生理食塩水と比較して、全死亡率、RRT症例数そして長引く腎不全症例数を低下させている。

文献188を参考に作成

が110mmol/L以上を示した症例は、それぞれBC群24・5%、NS群35・6%（$p<0.001$）で有意にNS群に多くみられていた。また、血漿重炭酸濃度が20mmol/L以下を示した症例がそれぞれ35・2%、42・1%（$p<0.001$）で有意にNS群に多くみられていた。MAKE30例は、BC群7942例中1139例（14・3%）、NS群7860例中1211例（15・4%）（$p=0.04$）で、有意に生理食塩水群に多くみられた。30日以内の在院死亡率はそれぞれ10・3%、11・1%（$p=0.06$）でNS群に多かった。

敗血症症例の30日以内死亡率はそれぞれ25・2%、29・4%（$p=0.02$）で有意にNS群に多くみられた。

以上の結果より彼らは、成人ICU患者では、BC液の使用は生理食塩水と比較して、全死亡率、RRT症例数そして長引く腎不全症例数を低下させると結論している[188]。

ゼムラー・MWらは、両群における死亡率の差は1・0%以下（10・3%対11・15%、$p=0.06$）でわずかであるが、米国では年間500万人の症例に対してICU治療がなされているので、それを考慮すると決してこの差は小さくないと述べている[188]。

同グループから同時に発表された非重症成人を対象症例とした論文「SALT-ED clinical trials」（非重症成人例における緩衝晶質液対生理食塩水）では、緊急処置を受け、その後一般病室に入院した1万3347例を、BC群とNS群に分けて比較検討した結果が示されている。その結果、hospital free-days（28日以内に退院してその後生存している日数）中間値はともに25日（p=0.41）で有意差なく、MAKE30はBC群4・7％、NS群5・6％（p=0.01）で有意にNS群に多く発生していた。セルフ・WHらは、両群のhospital free-daysに有意差はなかったと結論している。[189]

ここまでに紹介した論文は、そのほとんどがボリューム不足ではっきりした結論を出すに至っていない。ただし、ゼムラーらの論文はその対象がわずか4カ月間における症例であり、ボリューム（1万5802例）は十分である。しかし、五つのICUの症例は単一の施設とそれに関連した施設からの発表であるため、この点で幾分制限がかかるものと思われる。

ICU重症患者の中でも敗血症症例の管理は最も困難を極め、その際の蘇生液の使い方は予後を左右する重要な因子である。

「敗血症を生き延びるための国際委員会」は「Surviving sepsis campaign：International guidelines for management of severe sepsis and septic shock, 2012」（重症敗血症および敗血症ショックの管理のための国際ガイドライン２０１２年）を発表した。[190] コレア・TDらは、このガイドラインが、敗血症性ショックに対するfirst-lineの蘇生液として晶質液を推奨しているが、どのような種類の晶質液なのか、例えばunbalanced（生理食塩水：NS）なのか、あるいはbalanced crystalloids（BC）なのかということについてははっきりと示されていないということに言及し、実験的敗血症及び臨床的敗血症時の輸液についてそれまでに発表された論文を自身の論文の中でまとめている。[191] コレアの動物実験の9件の論文のうち、ラットを使った腹部敗血症モデルは1件で、他は出血性ショックモデルである。この腹部敗血症モデルではPlasma-Lyte群に比して生理食塩水群では高クロール血症性アシドーシス及びＡＫＩが多くみられている[191]。

コレアは、臨床例の説明でロックヴェルグ・Ｂらの論文を引用している。それによると、14件1万８９１６例（成人例）の敗血症症例に投与された種々の蘇生液における死亡率についての比較において、最も死亡率が高かったのはＨＥＳを含むスターチ製剤であり、最も死亡率が低かったのは４％アルブミン製剤であった。また、ＢＣ群は生理食塩水群に比べて「オッズ比０・78」で有意に良好な死亡率を示したとされている[191、192]。

同じグループから、10件６６６４例の敗血症症例に対しての、種々の蘇生液における腎障害との関連についての論文が翌年に発表された。それによると、ＲＲＴにおけるＢＣ群と生理食塩水群のオッズ比は０・85であり、有意差はなかったという[191、193]。

ヤング・Ｐらはニュージーランド及びオーストラリア10施設のＩＣＵにおけるＳＰＬＩＴランダム化比較研究での、生理食塩水群（ＮＳ群）とPlasma-Lyte 148®群（ＰＬ群）それぞれの腎機能への影響を比較している。全症例数は２２７８例で蘇生液投与量の中間値はともに2Ｌであった。結果は、ＲＩＦＬＥ基準におけるＡＫＩの発生はＰＬ群で９・６％、ＮＳ群で９・２％（p=0.77）で有意差がなかった。ＲＲＴに対しての使用はそれぞれ３・３％、３・４％（p=0.91）であり、有意差がなかった。在院死亡率においてもそれぞれ７・

6%、8・6%（p=0.40）で有意差がなかった。ヤングらは結論として、両群間に腎障害の発生率及び在院死亡率に有意差がなく、さらに重症度の高い多数例についての検討が必要であるとしている[194]。

米国・デューク大学麻酔科のショウ・ADらは、症状の類似性が高い全身性炎症反応症候群（SIRS）症例3116例の検討を行い、NS群（n=1558例）に比してPL群（n=1558例）は、合併症の発生率及び在院死亡率（3・27%対1・03%、p<0.001）が有意に低いことと、ICU入室日数がそれぞれ4・87日対4・38日（p=0.016）で有意にPL群が短かったがAKI発症率には差がなかったことを報告した[195]。

同じくショウらのグループのクラジェフスキーらは、21件6253例のメタ解析の検討で、高クロール含有蘇生液はAKIの発生率（p<0.001）、高クロール血症性アシドーシスの発生率（p<0.001）、人工呼吸施行時間の長さ（p<0.001）などにおいて有意に悪影響があったとしている。この論文にはその21件中4件についての輸血量が記載されていて、4件ともに輸血量においても高クロール含有蘇生液群に多い傾向がみられたことを報告している[178]。

第7章 ERASプログラムへの取り組み

ＥＲＡＳとは何か？

ERAS（enhanced recovery after surgery）という言葉は、ここ数年においてわが国でも定着してきた感がある。あえて日本語に訳すと「術後の回復強化」ということになる。

この考え方は21世紀の初頭に欧州で出てきた考え方で、「術後侵襲からできるだけ早期に回復し、合併症を軽減し、早期の退院を促し、医療費を安く抑える」というコンセプトによって成立している。ＥＲＡＳプログラムは、これまで各領域においてなされていた考え方を一つの目的のために統合して、個々の症例に応じたリハビリテーションを行う一連の手順のことである。初期には「fast-track surgery」と言われていた。

２０００年、デンマークのケーレット・Ｈらのグループが「A clinical pathway to accelerate recovery after colonic resection」（結腸切除術後回復を促進するための臨床経路）という論文を発表した[196]。これは結腸がん術後48時間で退院するプログラムの可能性を検討した論文である。特別な「multimodal rehabilitation program」（種々のリハビリテーションプログラム）を作成し、結腸がん60例についての術後の経過をまとめた。平均年齢74歳、57症例に術後胃腸機能の正常化（排便）がみられ、術後入院期間の中間値が2日であり、32例が術後2日間の入院であった。再入院率は15％で、心肺機能の合併症はみられなかった。ケーレットらは、このリハビリテーションプログラムは、ハイリスクの結腸切除術術後患者の入院日数を有意に減らすと結論づけている[196]。

米国・ハーバード大学医学部のウィルモア・ＤＷはケーレットらとともに「Management of patients in fast track surgery」（術後早期回復軌道における患者管理）という論文を２００１年に発表した[128]。この論文発表以後にプログラムの改良がなされ、現在の「ＥＲＡＳプログラム」となった。わが国でも日本外科代謝栄養学会を中心としてこのプログラムを「ESsential Strategy for Early Normalization after Surgery with patient's Excellent satisfaction：ESSENSE」（患者へ高い満足感を与える術後の早期正常化への必須の戦略）と命名し、今も検討中である[197]。その基本理念は、

①生体侵襲反応の軽減
②身体活動性の早期自立
③栄養摂取の早期自立
④周術期不安軽減と回復意欲の励起

の四つである[197]。

ウィルモアとケーレットは外科侵襲を軽減する、低侵襲手術、薬物治療、神経ブロック、その他の周術期の種々の方法などを掲げ（図14）、医師とその他のメディカルスタッフとの共同作業を統一した（図15）。

ERASプログラムを遂行するには多くの要素を守らなくてはならない[198〜200]（図16）。低侵襲手術では鏡視下手術が普及し始めていて、神経ブロックにおいては辻秀男先生らの方法が取り入れられた[201, 202]。辻先生らは術中から術後にわたり、持続高位硬膜外麻酔による疼痛対策は副腎皮質応答を抑制し、17-ヒドロキシコルチコステロイドやカテコールアミンなどの血中濃度の低下及び尿中排出を減少させたが、迷走神経の関与はみられず、窒素バランスを改善したとしている。

余談になるが、ウィルモアは以前から、外科侵襲をいかに軽減するかという問題を研究していたという。彼は辻先生らの研究におけるこの持続高位硬膜外麻酔に注目し、辻先生らが所属する別府の施設（九州大学生体防御医学研究所）を数回訪問している。また、共同研究者の

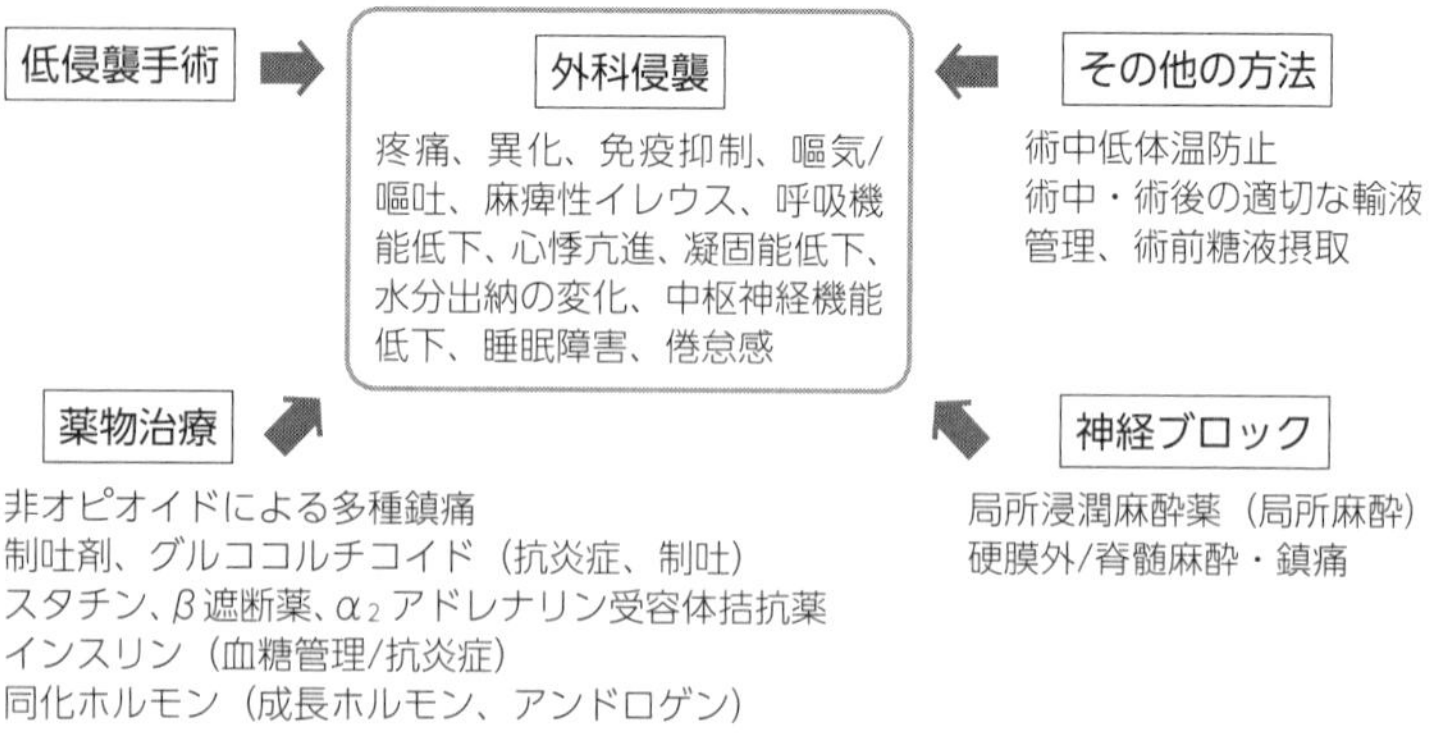

低侵襲手術

外科侵襲

疼痛、異化、免疫抑制、嘔気/嘔吐、麻痺性イレウス、呼吸機能低下、心悸亢進、凝固能低下、水分出納の変化、中枢神経機能低下、睡眠障害、倦怠感

その他の方法

術中低体温防止
術中・術後の適切な輸液管理、術前糖液摂取

薬物治療

非オピオイドによる多種鎮痛
制吐剤、グルココルチコイド（抗炎症、制吐）
スタチン、β遮断薬、α_2アドレナリン受容体拮抗薬
インスリン（血糖管理/抗炎症）
同化ホルモン（成長ホルモン、アンドロゲン）
栄養

神経ブロック

局所浸潤麻酔薬（局所麻酔）
硬膜外/脊髄麻酔・鎮痛

図14　近年の周術期の侵襲反応を軽減する方法

文献198，p190より引用

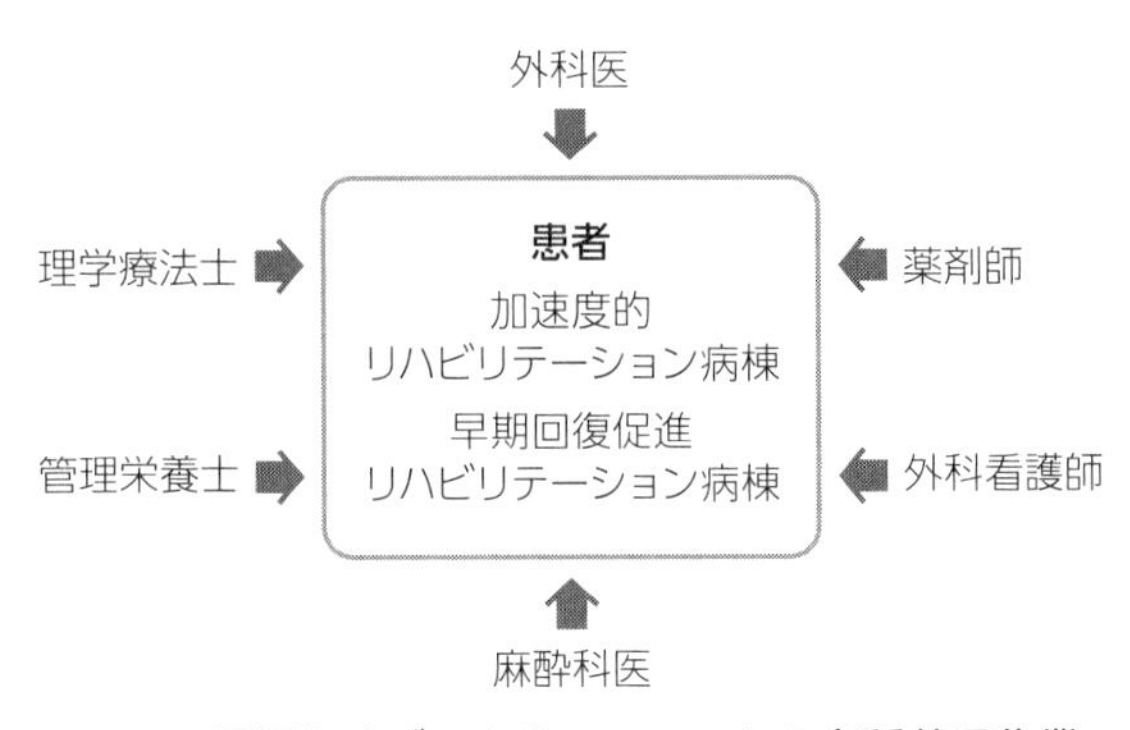

図15　医師とメディカルスタッフとの多種共同作業

文献198を参考に作成

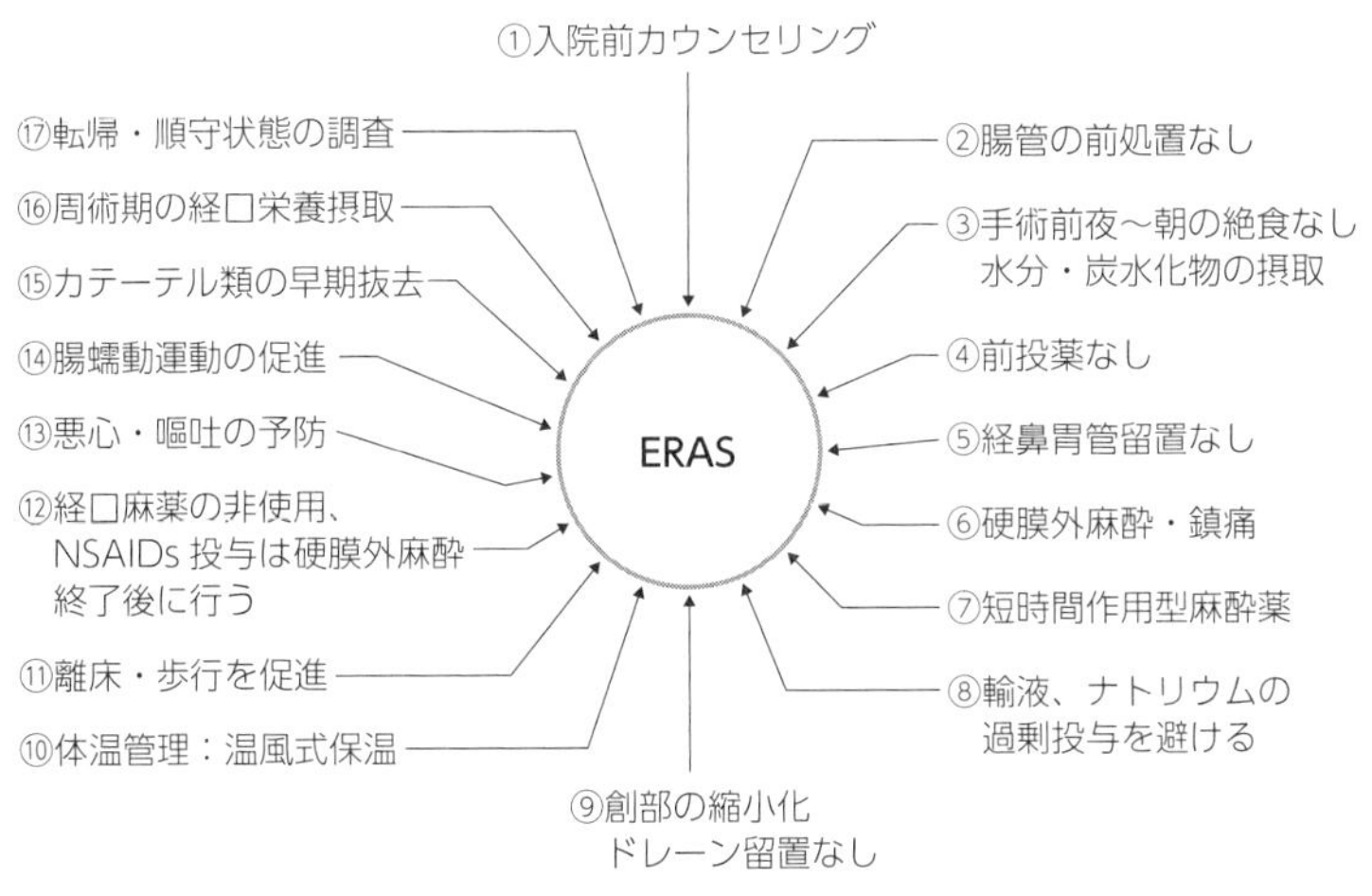

図16　結腸切除後のERASの主要素

文献200, p234より引用

麻生先生はケーレットの施設に留学していたと聞いている。

前置きが長くなったが、このプログラムでは周術期の水分管理が非常に重要であるので、これについて少し詳しく述べてみたい。

目的指向型輸液療法

周術期の水分管理は、術後の患者の予後を左右する重要な要素の一つである。ERASプログラムが正しく遂行されるためには、まずは術前にこのプログラムの意義と方法について患者に十分説明し、理解してもらう必要がある。

水分の投与においては、その投与方法、投与量などの問題がある。術中麻酔管理中は経静脈投与が唯一の方法であるが、術前・術後の周術期の管理をいかにすべきかということについては課題がある。特に術後においては、組織の損傷があり、経静脈的に投与された水分は容易に細胞外に漏出し、間質の浮腫を生じる。過剰の水分投与は肺障害をきたしたり[126]、腸管機能回復の遅延をきたしたり、組織の酸素化の障害や創傷治癒の遅延などをきたしたりする例がみられる[203]。また、あまりにも水分投与量を絞りすぎると急性腎障害を生じる。これらの合併症を回避するためのものとして、術中の水分管理における「goal-directed fluid therapy（目標指向型輸液療法：ＧＤＦＴ）」という考え方が出てきた。従来は主に血圧、尿量を指標として水分投与量を加減していたが、ＧＤＦＴでは心係数を測定しながら水分投与量を決定し、過剰及び過少投与を回避する。

脱水を解消する最もよい方法は経口的な水分の摂取である[204、205]。このことはＥＲＡＳプログラムの術後の水分管理において非常に重要であり、できるだけ術後早期に、経口的に水分や固形物を摂取させることが重要である。

術前の水分管理

２０１１年米国麻酔学会（ＡＳＡ）は、麻酔前の経口摂取に関してはっきりとしたガイドラインを出した。固形食、特に脂肪の多い食物の摂取は麻酔前8時間まで、透明な液体は麻酔前2時間まで摂取してよいとしている[206]。

また、２０１７年2月に欧州臨床栄養・代謝学会（ＥＳＰＥＮ）はＥＳＰＥＮガイドライン「Clinical nutrition in surgery」を発表した。その3章の「Basic questions」の項では、「術前の経口摂取の禁止は必要か?」に対する答えとして「ほとんどの患者では深夜からの術前欠食は必要ない」「透明な飲料水は麻酔前2時間まで、固形食は麻酔前6時間まで許される」としてグレードAの推奨度としている[207]。

麻酔2時間前までの水分投与による麻酔導入時誤嚥の危険性については比較的早くから検討されていて、正常の腸管機能をもった患者であれば肥満者であってもまったく問題ないというデータは多い[208,209]。これについては、英国・ノッティンガム大学のロボ・DNらが面白いデータを報告しているので簡単に述べてみる。

健康成人男女それぞれ10名について、2種類のタイプの術前代謝調整飲料水すなわち、preOp®とONS®を用いて、胃からの排出時間をMRIで測定した。preOp®には炭水化物50gが含まれており、タンパク質は含まれていない。ONS®には炭水化物70g、グルタミン50gが含まれる。これを400mLの水に溶かしたもの（ONS®400）と300mLの水に溶かしたもの（ONS®300）の二つに分け、preOp®と合わせて3群で検討した。平均胃内容排出時間〔T（50）：50mLを排出するための時間（分）、T（100）：100mLを排出するための時間（分）〕はpreOp®で最も低値であり（p<0.001）、T（100）はpreOp®で94（79～110）分、ONS®400で156（138～173）分、ONS®300で162（140～184）分であった。結論として胃内容排出時間はpreOp®で最も早く、その量や粘稠度よりも栄養組成に影響される。術前preOp®は2時間前までの投与、ONS®400, ONS®300では3時間前までの投与が安全であると報告されている[209]。

白石としえ先生らは肥満者と非肥満者とでは胃内容排出時間に差がないことを報告した[210]。糖の種類では、単糖類よりも混合糖液が勧められている。これは単糖類だと浸透圧が高く、したがって胃内からの排出遅延がみられるからである[211]。

術前処置として手術前日の夜と当日術前2時間までの糖液の投与は術後のインスリン抵抗性と在院日数に好結果をもたらす[212〜215]。

スウェーデン・カロリンスカ研究所のハウゼル・Jらは、術後の嘔気・嘔吐が糖液投与群は非投与群に比して有意に少ない（p=0.039）ことを報告した[216]。

術中の水分管理

術中の水分管理のゴールは中心静脈正常血液量を維持することであり、特に水分、塩分を過剰に投与しないことが重要である。ベラミー・MCらは水分投与量の危険性はU型を呈し、投与量を絞りすぎても、多量投与しすぎても危険であると述べている[217]。オランダのウイント・Jらは2006年に「LAFA trial」を発表した。オランダの14施設が参加した研究で、対象症例は結腸・直腸がん切除症例である。症例を無作為に回復手術と鏡視下手術に分け、さらにそれらを標準的な管理方法とFast trackプログラムの方法に分け、合計4群に分類して検討した。この論文ではFast trackプログラムにおける麻酔中の水分管理については、輸液を制限し、最初の1時間は20mL/kg、その後は6mL/kg/hで投与し、血圧が基礎値よりも20%以上低下した場合には昇圧剤を第一選択とした[218]。この400例（各群100例）の検討で、4群の平均在院日数は9±2・5日であり、鏡視下手術+Fast trackプログラム群において有意に在院日数が短かったとしている[218]。

ケーレットらのグループは周術期の輸液投与について「liberal」（従来のように自由に水分を投与する方法）対「restrictive」（制限した水分管理の投与方法）の2群について、七つのランダム化比較試験を用いて検討している。全症例数は705例で、術中の輸液投与量はliberal：2,750~5,388mL, restrictive：998~2,740mLであった。うち三つの試験では restrictiveにおいて合併症や低心拍出量症候群（LOS）が少なく、四つの試験では有意差がなかったとした[219]。しかし、これらの水分投与量についてはその定義、方法、結果についてそのエビデンスがはっきりしていない。

サッカー・JKやシン・CHらはliberalな水分投与は最も危険であり、呼吸器合併症などが多く、またliberal, restrictiveともに投与量が少ないと有意に急性腎不全（AKI）の発症が多く、費用もかかると述べた[220, 221]。また、グスタフソン・UOらは953例の結腸・直腸手術例における年代別のERASプログラム順守例の割合が前期（2002~2004年）よりも後期（2005~2007年）で有意に増加し、ERASプログラムを順守した群においては合併症も少なくなる一方、過剰な水分投与は合併症を増加させ、ＬＯＳを長引かせると述べている[222]。

従来は周術期の輸液投与量のモニターとして血圧と尿量をみてきたが、近年のGoal-directed haemodynamic therapy（目標指向型血行力学的治療：ＧＤＨＴ）においては組織の血流量がどうなっているかを知ることが重要であり、そのために、心拍出量や一回拍出量を測定しながら水分投与量及びドパミン製剤の投与量を決定する方法が検討されてきた[223]。その測定には経食道超音波ドップラー法（ＯＤＭ法）を用いる方法があり信頼性が高いが、近年ではより侵襲性の少ないクリアサイトフィンガーカフを手指に装着するだけで測定する方法も考案されるなど、モニターさえあればどこでも測定できる機器が考案されている。

英国の手術成績を改善するための循環系管理の適正化の研究（OPTIMISE study）に参加した17施設は、50歳以上の大きな腹部手術７３４症例について、術中心拍出量ガイド下アルゴリズムを用いた研究を２０１４年に発表した。この研究は輸液とドパミン製剤（β_2-アドレナリン作動薬）を投与する方法（介入群３６８例）と、一般的な方法（コントロール群３６６例）の2群で検討された。その結果、術中の輸液投与量は両群で同程度であり、主な評価項目である術後30日以内の合併症と死亡率の発生は、介入群で36・６%、コントロール群で43・４%と、６・８%のリスク低下がみられたが有意差がなかったとしている[224]（p=0.07）。この結果について彼らは、コントロール群もＥＲＡＳプログラムに準じて管理されていたために、両群の術中の輸液総投与量に差がなく、合併症発生率にもはっきりとした有意差が出なかったのではないかとしている。彼らは同時に、１９６６年から２０１４年2月までに発表されたランダム化比較試験38編（彼らの論文も含めて）の論文のメタ解析を行った。それによると、全合併症発生率では介入群、コントロール群ではそれぞれ488/1,548（31・5％）対614/1,476（41・6％）、相対危険度０・77で介入群のほうが少なかった。在院28日または30日の死亡率はそれぞれ159/3,215（４・９％）対 206/3,160（６・５％）、相対危険度０・82で有意差はなかったと述べている。結論として彼らは、自身の研究結果では全合併症発生率に有意差はなかったが、38施設の結果では、介入群が全合併症発生率で低値を示したと結んでいる[224]。

しかし、個々の報告はボリュームも少なくはっきりとした結論を出すに至っていない。術中の水分管理方法はどのようなものがベストなのかについては、大規模な多数施設が参加した研究が求められている。

術中平均動脈圧が65mmHg以下を呈する場合には、短期間でも心筋障害や腎障害と関連することが報告されている[225]。ＧＤＦＴは術中の血行動態を安定させ、低血圧を避ける結果となっている。ベネス・Ｊらは術中一回拍出量変化を測定することによって、術中の最適な蘇生液投与量を決定することができると報告した[226]。

現在推奨されているのは、すべての患者に対し、患者と外科的リスクに必要なモニターを活用し、輸液及び血行動態を管理するための個別の計画を作成することである、とマカリュウス・Ｒらは述べている[204]。

２０１８年、RELIEF trialの結果が発表された。このRELIEF trialは、オーストラリアとニュージーランドの施設が主となり、その他、香港、英国の麻酔科・集中治療部の施設が参加している大規模研究である。

ガイドラインでは、「大きな腹部手術症例の術後早期の回復には術中の水分投与を制限したほうがよい」と勧めているが、そのエビデンスは限定的である。そこで今回の研究では、大きな腹部手術症例３０００例を2群に分けて検討した。術中・術後24時間までの輸液投与を制限した群（制限群１４９０例）と自由に投与した群（自由群１４９３例）に無作為に振り分けた。術後1年間何も障害なく生存した症例の割合を主たる項目として、その他、術後30日以内のＡＫＩ発症例、術後90日以内の腎代替治療（ＲＲＴ）例、敗血症合併例、及び手術部位感染（ＳＳＩ）例数に着目した。

その結果、制限群、自由群の術中・術後24時間までに投与された輸液量の中間値はそれぞれ3.7L（2.9～4.9）、6.1L（5.0～7.4）（$p<0.001$）であった。術後1年間を障害なく生存した症例の割合はそれぞれ１２２３例（81・９%）、１２３２例（82・３%）（$p=0.61$）であった。ＡＫＩ発症率は８・６%と５・０%（$p<0.001$）、敗血症発症率は21・８%と19・85%（$p=0.19$）、ＳＳＩは16・５%と13・５%（$p=0.02$）、ＲＲＴは０・９%と０・３%（$p=0.048$）であった。

制限群と自由群の術中・術後24時間までの輸液量の中間値はそれぞれ1.7L, 1.9L及び3.0L, 3.0Lであった。このことにより、ゼロバランスを目的とした輸液量の投与はＡＫＩ発症のリスクを高めることが証明された。

ＳＳＩは制限群に有意に多くみられ、これは輸液制限をすることによって創傷部の組織灌流量が低下した結果であろうとしている。また全症例はＥＲＡＳプログラムに沿って管理されていて、自由群においても術後体重の増加は術前に比して２・５kg以内に保たれていた。この検討においては術中・術後24時間までの輸液量に関してはコントロールされていたが、それ以降の水分投与量はコントロールされていない。

結論として、制限群は自由群に比して、術後1年間を障害なく生存した症例の割合では有意差がなかったが、ＡＫＩの発症率は有意に高かった、とマイルズ・Ｐらは報告している。[227]

術後の水分管理

術後の水分管理で最も留意しなければならないことは水分の過剰投与であり、点滴静注での過剰投与による予期せぬ合併症すなわち肺合併症、消化管機能回復の遅延、創傷治癒の遅延などの発生を防止することである。[204] 一方、あまりにも水分投与を制限すると、静脈灌流や心拍出量が低下し、組織灌流の低下、酸素運搬能の低下、血液粘稠度の亢進、唾液分泌の低下による耳下腺炎や肺粘液の粘稠度の増加による無気肺などが引き起こされる[228]。すなわちゼロバランスの水分投与が要求される。これらの合併症を回避するには、早期の経口的水分投与が最もよい方法である。

ウイント・JらはFast trackプログラムにおける術後の管理について詳述している。術後2時間目に糖液（Nutridrink®）2単位（200mL×2）を経口摂取させる。その後、乳酸リンゲル液1,500mLを経静脈的に投与し、夕食は半固形食を投与する。術後1日目は糖液4単位を経口摂取して普通食とし、経静脈的投与は中止するが静脈ラインはそのまま留置する。2日目は普通食で退院計画を立てて、8時間以上の離床を促す。術後3日目に退院とするというのが、そのあらましである[218]。

ヴァラダン・KKらは術後回復期には25〜35mL/kg/dayの水分投与を行うことを推奨している[228]。ティエレ・DHやミラー・TEらはできる限り早期に経口投与に移行したほうが手術侵襲からの回復も早く、創傷治癒も早いと述べている[229,230]。

水分過剰による臓器機能障害のリスクは、消化管においても同様である。消化管の浮腫をきたすと消化管蠕動の低下がみられ、消化管からの水分の吸収能が低下し、術後イレウスが遷延し、バクテリアル・トランスロケーションが生じてますます消化管機能は低下して、経腸栄養への耐性も低下する[231]。

逆に水分投与量が少なすぎるとＡＫＩ発症のリスクが増大することは術中と同様である。そのため、術中・術後にかけて尿量を測定し、尿量が少ないときには投与水分を増やす管理が行われてきた。その結果、水分過剰投与の弊害をきたすことも少なからずあった。侵襲によるバゾプレッシン分泌増加による尿量減少については第6章でも述べたが、最近では、ある程度の尿量減少に対しては心拍出量や心係数が正常であればただちに水分増量を付加する必要はないとする意見が多い[211]。もちろん、無尿の場合はただちに対処されなくてはならないことは言うまでもない。京都大学医学部麻酔科の溝田敏幸先生らは、ＡＫＩ発症のリスクを増大させる水分投与量の閾値は0.3mL/kg/hであると述べている[232]。

観点は異なるが、面白い論文が「N Engl J Med」に掲載されていたので紹介する。

２０１７年9月20日にハリケーン・マリアがプエルトリコに上陸したことは皆さんご存知のことと思うが、その裏でどんなことが起こっていたのかご存知だろうか？　２０１４年頃から米国では生理食塩水の供給が不足していた。米国の生理食塩水は三つの会社（バクスター社、ビー・ブラウン社、ＩＣＵメディカル社）だけでまかなわれていた。中でもバクスター社は最大でその50％を生産していたが、同社のプエルトリコ工場が、このハリケーンの直撃を受けた。そのために同工場での生理食塩水の生産が不能となり、全米で供給が追いつかなくなった。米国・ハーバード大学医学部附属病院のブリガム&ウイメンズ病院でも生理食塩水が不足していた。そこで、同病院の救急部では咽頭炎、急性腸炎、妊娠関連嘔吐症、上気道炎などで脱水症状を呈して救急部を受診した症例のうち軽症例には経口的に治療する方針を決めて、そのためのプロトコルを作成した。経口用のドリンクの種類は人工フレーバーを添加した電解質液、水、希釈したジュース及びスポーツドリンクなどである。電解質の異常が予想される症例には電解質溶液を投与し、その他のドリンクは患者に選択させるようにした。プロトコルは非常に詳細なもので、飲み方が詳しく書いてあり、教育された救急部の看護師の介助によって投与された。その結果、同救急部の点滴静注用の生理食塩水の必要量が従来より15％減少した。同病院は、今後この経口投与プロトコルを全米に広げると述べている[233, 234]。彼らは中等度から高度の脱水症の患者でも、経鼻・胃管を留置して同様のドリンクを投与するという治療が可能であるとしている[234]。

脱水症における経口的治療は現在では主に発展途上国で採用されていて、5歳以下の下痢症では経口的治療によってその93％を助けることができたという報告がある[233, 235]。

わが国でも２０１１年3月11日に起こった東日本大震災において缶詰製造工場が被災し、経腸栄養剤のエンシュア・リキッド®が不足したことは記憶に新しい。

周術期の水分管理はめざましい発展を遂げ、患者の予後を改善し、在院日数も短くなってきた。そのゴールは、正常血液量を維持し、水分や塩分の過剰投与を避けることにある。

かねて、術中はＧＤＦＴを用いて水分投与量を調整し、それに併せてドパミン製剤あるいは昇圧剤を有効に使うことが求められてきた。その治療の際には、できれば心拍出量や心係数などのモニタリングが望まれるが、現在わが国の医療状況では、すべての症例にこれを適用することは不可能である。もちろん欧米でもすべての症例にこれらのモニタリングを行っているわけではない。

術前からの経口糖液の投与が徐々にわが国でも広がりつつあり、術中のＧＤＦＴの考え方も次第に広がりつつある。しかし欧米に比すればまだまだ一般に広く普及しているわけではなく、できるだけ早く「ＧＤＦＴ」の考え方を広める必要がある。今後の「ＥＳＳＥＮＳＥ」の普及に期待したい。

第8章

静注用脂肪乳剤の開発

脂肪は、タンパク質、炭水化物とともに、三大栄養素の一つであり、重要な生理学的役割をもっている。脂肪酸は細胞膜を構成し、細胞の恒常性を保ち、物質の透過性を調節するほか、免疫系に関与する重要な前駆物質でもある。

さらに脂質はコレステロールや内因性のステロイドを産生する前駆物質であり、また炎症や血小板機能を司る物質の前駆物質となっている[236]。脂質はトリグリセリド（ＴＧ）、ステロールそしてリン脂質から構成されている。ＴＧは、三つの脂肪酸がエステル化されたグリセロールの分子を構成する。

静注用脂肪乳剤は、人体内にあるカイロミクロンと同様の性質をもつ、水の媒体中にある脂肪滴であり、時間とともに生理的な変化を遂げるように作られている[237,238]。

ｎ-６系脂肪酸とｎ-３系脂肪酸は必須脂肪酸（ＥＦＡ）であり、何らかの形で外から投与しなくてはならず、体内での合成はできない。

第４章の「栄養素としての脂肪投与」で述べたように、米国では１９５７年メイヤー・ＣＥらにより開発されたLipomul®が市場に出てきたが（表15）、急性の副作用のために１９６５年にＦＤＡが使用を中止した。それによってダドリック・ＳＪらが開発した完全静脈栄養法（ＴＰＮ）は、使用できるエネルギー源がグルコースに限られ、米国のＴＰＮは「glucose system」と言われてきた。これに対して欧州ではスウェーデンで脂肪乳剤の開発がなされ[239]、末梢からの静脈的高カロリー栄養が可能であったため、「lipid system」と言われた[236]。

表15　脂肪投与及び脂肪乳剤の歴史

発表年	薬剤名	発表・開発者（国名）	原料
1712		ウイリアム・カートウン（英国）がイヌに投与	オリーブ油
1873		エドワード・ホッダー（カナダ）がコレラ患者に投与	ミルク
1920	ヤノール	山川章太郎（日本・東北帝国大学）	バター油と肝油の混合乳化剤
1951	Fatgen™	日笠頼則（日本・京都大学）	ゴマ油
1957	Lipomul®	メイヤー・CEら、アップジョン社（米国） 1965年重篤な肝障害で販売中止	綿実油
1959	Fatgen-D®	大五栄養化学社（日本）が市販	ゴマ油
1961	Intralipid®	レトリンド・A（スウェーデン）	100%大豆油
1963	Lyposyn®	メグイード・MM（米国）	大豆油／紅花油：1／1
1970	Intrafat®	木村信良、日本製薬社（日本）	イントラリピッド®と同製品
1981	イントラリポス®	谷村弘、ミドリ十字社（日本）	イントラリピッド®と同製品
1984	Lipofundin®	B・ブラウン・メルスンゲン・AG社（ドイツ）	大豆油／MCT：1／1
1987	Structured LE®	エクマン・L＆レトリンド・A（スウェーデン）	大豆油／MCT：64／36
1995	Clinolipid® (ClinOleic®)	バクスター・ヘルスケア社（米国）で1975年に作製されるも未承認 フランスで1995年に承認後51カ国で承認（49カ国は小児も含む）、2013年にFDAが成人に認可	20%大豆油、80%オリーブ油
1998	Omegaven®	フレゼニウス・カビ社（ドイツ）	100%魚油
2005	SMOFlipid®	フレゼニウス・カビ社（ドイツ） アップサラ（スウェーデン）	30%大豆油、30%MCT 25%オリーブ油、15%魚油
2016	SMOFlipid®	同上。FDAが承認	同上

注：SMOF：大豆油、中鎖脂肪酸（MCT）、オリーブ油、魚油の頭文字　LE：リピッドエマルジョン製剤　FDA：米国食品医薬品局

ではここで、静注用脂肪乳剤の開発について、歴史的背景と最近のリピッドエマルジョン製剤に至るまでの経緯をみてみよう。

脂肪乳剤と必須脂肪酸欠乏症

脂肪乳剤は当初、必須脂肪酸の補充とエネルギー源投与を目的として開発された。必須脂肪酸欠乏症（ＥＦＡＤ）の臨床所見はすでに幾多の教科書に記載されているが、念のため表16にまとめた。脂肪は細胞膜の構成成分であり、胎児から小児にかけては特に、網膜や脳の成長・発達に必須である。さらに細胞の代謝に重要な物質の前駆物質である[238]。

一般に無脂肪食投与を行うと、１週間から10日で血中脂肪酸構成に変化が出現し、約３週間で実際に臨床症状が発生するとされている。初期症状としては皮膚の乾燥落屑が起こり、次第に全身に湿疹性皮膚炎が生じる。ダドリックらも成人のＥＦＡＤを写真入りで発表している[79]。

表16　EFADの臨床所見

n-3脂肪酸欠乏症	n-6脂肪酸欠乏症
・皮膚の変化 ・毛髪の脱落 ・成長・発育障害 ・うつ様症状 ・成長	・湿疹性皮膚炎 ・毛髪の脱落 ・眼の乾燥（dry eye） ・不整脈 ・発育障害

文献240を参考に作成

ＥＦＡＤは臨床所見をもとに判断し、血中の脂肪酸分画を定量することで確定診断を行う[240,241]。ＥＦＡＤでは、オレイン酸の代謝産物として、n-9系脂肪酸であるエイコサトリエン酸（ミード酸）が増加する。

このため、ＥＦＡＤの診断基準はエイコサトリエン酸とエイコサテトラエン酸（アラキドン酸）の比（Trien/Tetraen：T/T, Holman Index）で判断され、T/T>0.4でＥＦＡＤと診断される。なお、正常ではT/T<0.2のため、０・２を超えた時点でＥＦＡＤとする考え方もある[241]。

バール・ＬＨらは、静脈栄養だけで管理された症例においては全投与エネルギーの３・２％を脂肪酸で投与すればＥＦＡＤを回避できると述べている[240]。

脂肪乳剤開発における日本人の役割と米国での状況

１７１２年、英国のウイリアム・カートウンがイヌに経静脈的にオリーブ油を投与したのが最初である。投与されたイヌは数時間内に死亡し、カートウンは死因について静注された脂肪による肺塞栓が原因であるとコメントした[236]。

１８６９年、メンツェルとペルコが脂肪を脊椎カリエス患者の皮下に投与したことをホルバーグ・DHらが述べている[242]。

また、1873年、カナダのエドワード・ホッダーがミルクを3名のコレラ患者に投与し、そのうち2名は完全に回復したと報告している[236]。

脂肪乳剤のヒトへの投与は1920~1930年にかけてわが国の山川章太郎先生によって世界で初めて行われた。山川先生は東北帝国大学内科学教授で、1915年に米国・ニューヨークのロックフェラー研究所（現・ロックフェラー大学〈図17〉）に留学し、当時同研究所に留学していた野口英世先生の指導のもとに論文を発表している。糖質代謝やグルコース代謝の研究で有名で、後の1920年に脂肪乳剤ヤノール（バター油及び肝油を含有）を作った人である。しかしヤノールは血清中からの消失に長時間を要し、脂肪球が肝、腎、脾臓などの網内系に沈着し、肝機能障害や脂肪の生体内利用率に対する疑問などがあり、栄養

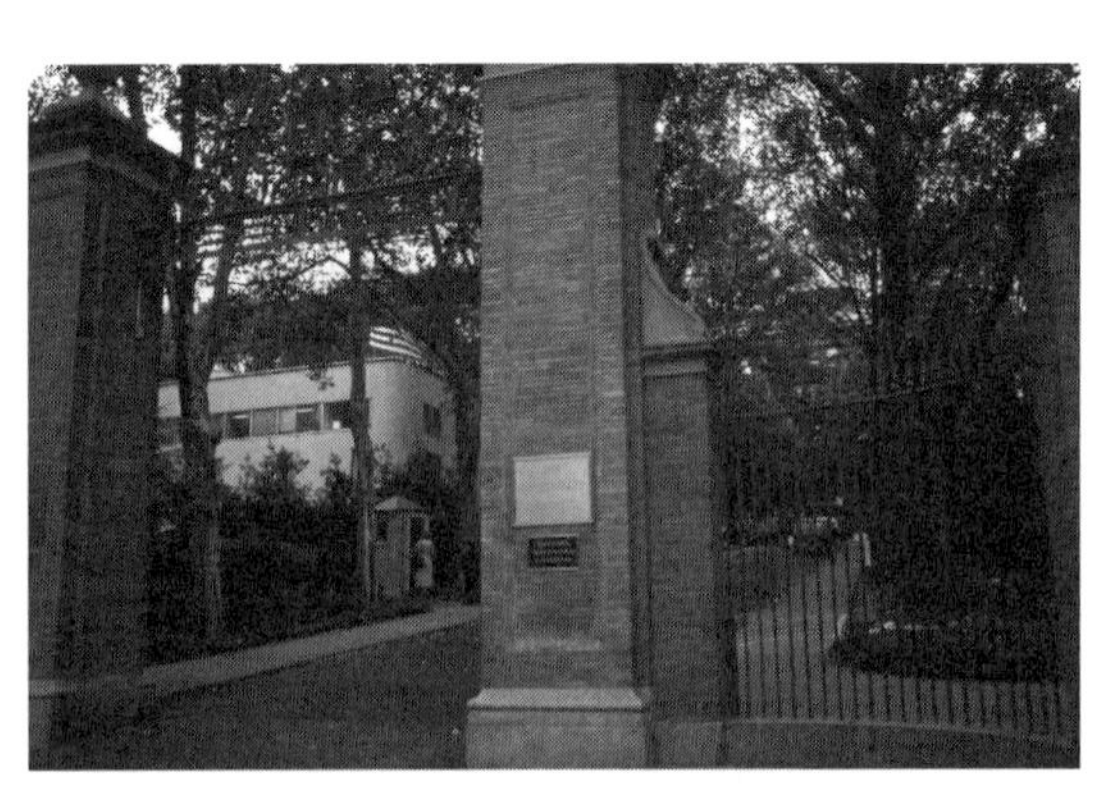

図17　ロックフェラー大学

York Avenue 66~67th Street New York（1988.10.29撮影）
「臨床栄養と我が人生」（大熊利忠/著），p21，熊日出版，2017より転載

輸液として臨床的に使われることはなかった[243]。

その後日本において京都大学医学部外科学教授の日笠頼則先生が1951年にゴマ油製剤の「Fatgen™」を開発し[244]、1959年に大五栄養化学社から「Fatgen-D®」として発売された。本製品は、急性の副作用も少なく、長期使用も可能で、臨床でも使用されていた。25%脂肪乳剤25mLのガラスアンプル入りで、使用するにあたり1日4アンプルをリンゲル液に希釈し混和して投与する必要があるなど、使用方法が面倒でその後普及するには至らなかった[243]。

しかし、この製品の作製のノウハウを踏まえて、共同研究者の谷村弘先生（和歌山大学医学部外科教授）は、脂肪乳剤の原料としてはゴマ油か大豆油でなければならないという考え方をもった。そしてこの発想は米国のメン・HCを通してスウェーデンに伝えられ、「Intralipid®」の誕生となったという[245]。

メンは米国・ヴァンダービルト大学の生理学者であり、栄養及び脂肪乳剤に興味をもって、いくつかの論文を発表している[242, 246]。その頃米国でも脂肪乳剤の開発が続けられており、1957年にメイヤーらによって、アップジョン社から「Lipomul®」が発売されたことは先に述べた。この製品は綿実油をベースにして作られ、乳化剤としての卵黄リン脂質（レシチン）の代わりに大豆油リン脂質が使用された。しかし、「Lipomul®」は不純物が多く、粒子径も不定で、種々の重篤な副作用、肝障害や肺塞栓症を生じたためにFDAは1965年市販を中止した[243]。これが米国のTPNを「glucose system」と呼ばせる原因となったのは、先に述べた通りである。

1961年、スウェーデンのレトリンド・Aらが、大豆油ベースで卵黄レシチンを乳化剤としたSOFE（soybean oil fat emulsion）製剤として「Intralipid®」を開発した。これは全世界に広まり[247〜249]、21世紀の今でも最も多く世界中で使用されている。このことによりレトリンドは「完全静脈栄養の父」と呼ばれている[243]。

しかし米国では、先の「Lipomul®」の市販中止の影響のゆえか、しばらくFDAがSOFE製剤の使用を許可せず、1972年にやっと使用許可を出した[238]。このため、米国の脂肪乳剤の開発は、現状でも欧州におくれを取っている。

日本ではこれまでに二つのSOFE製剤が開発されている。東京医科歯科大学外科の木村信良先生は古くからスウェーデンのグループと交流をもち、1969年日本輸血学会雑誌に脂肪乳剤「DI-22」を報告した[243]。その後この製品は「Intrafat®」として1970年に市販が開始された。DI-22の脂肪球粒子の大きさは直径0.2〜1.2 μmで、「Intralipid®」の粒子径0.3〜1.2 μm（平均0.3 μm以下）とほぼ同等であった。粒子径の大きさは、肺塞栓との関連で重要であり、1 μm以下が望ましく、4 μm以上になると肺塞栓の可能性が高くなるとされている[243]。この製品の成分は「Intralipid®」と同じであるが、わが国最初の脂肪乳剤である。しかし2011年に販売中止となった[248]。

もう一つの国産ＳＯＦＥ製剤としては、「イントラリポス™」がある[245]。１９８１年に「イントラリポス®」として市場に出され、現在大塚製薬工場社から市販されている。

このようにＳＯＦＥ製剤が各国で広く使われるようになったが、それに伴い種々の合併症や不都合なことが出てきて、新しい脂肪乳剤の開発が急がれた。

ＳＯＦＥ製剤の副作用とその対策―新しい脂肪乳剤の開発

２０１２年、バネック・ＶＷらは米国静脈経腸栄養学会（ＡＳＰＥＮ）position paperで、ＳＯＦＥ製剤を第１世代としてその不都合なところを是正して開発されてきた脂肪乳剤を第２世代から第４世代に分類してわかりやすく説明している[250, 251]（図18）。

第１世代のＳＯＦＥ製剤はその主成分が大豆油であり、ｎ-６系脂肪酸とｎ-３系脂肪酸の含有比率が約７対１と、圧倒的にｎ-６系脂肪酸が多い（表17）。Ｎ-６系脂肪酸はその代謝産物として、炎症促進性のエイコサノイドであるプロスタグランディンＥ２（ＰＧＥ２）、トロンボキサンＡ２（ＴＸＡ２）、ロイコトリエンＢ４（ＬＴＢ４）などの物質を産生する[252]（図19）。このことは特に重症疾患や感染性疾患症例に対する投与時に問題となる。わが国では「敗血症」「播種性血管内凝固症候群（ＤＩＣ）」という病名がつくと保険診療でＳＯＦＥ

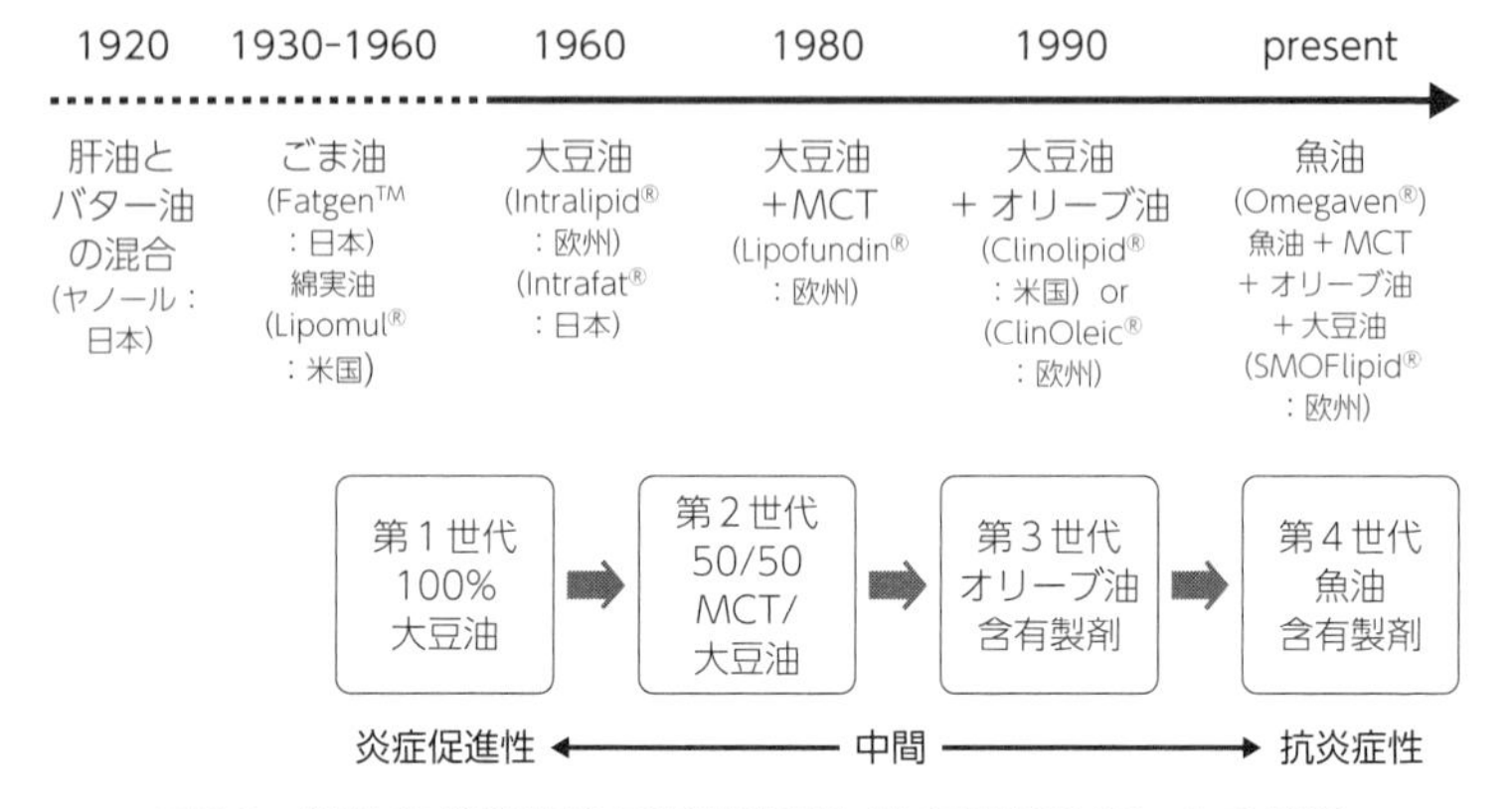

図18　製造年代別静注用脂肪乳剤と炎症惹起程度による分類

文献250を参考に作成

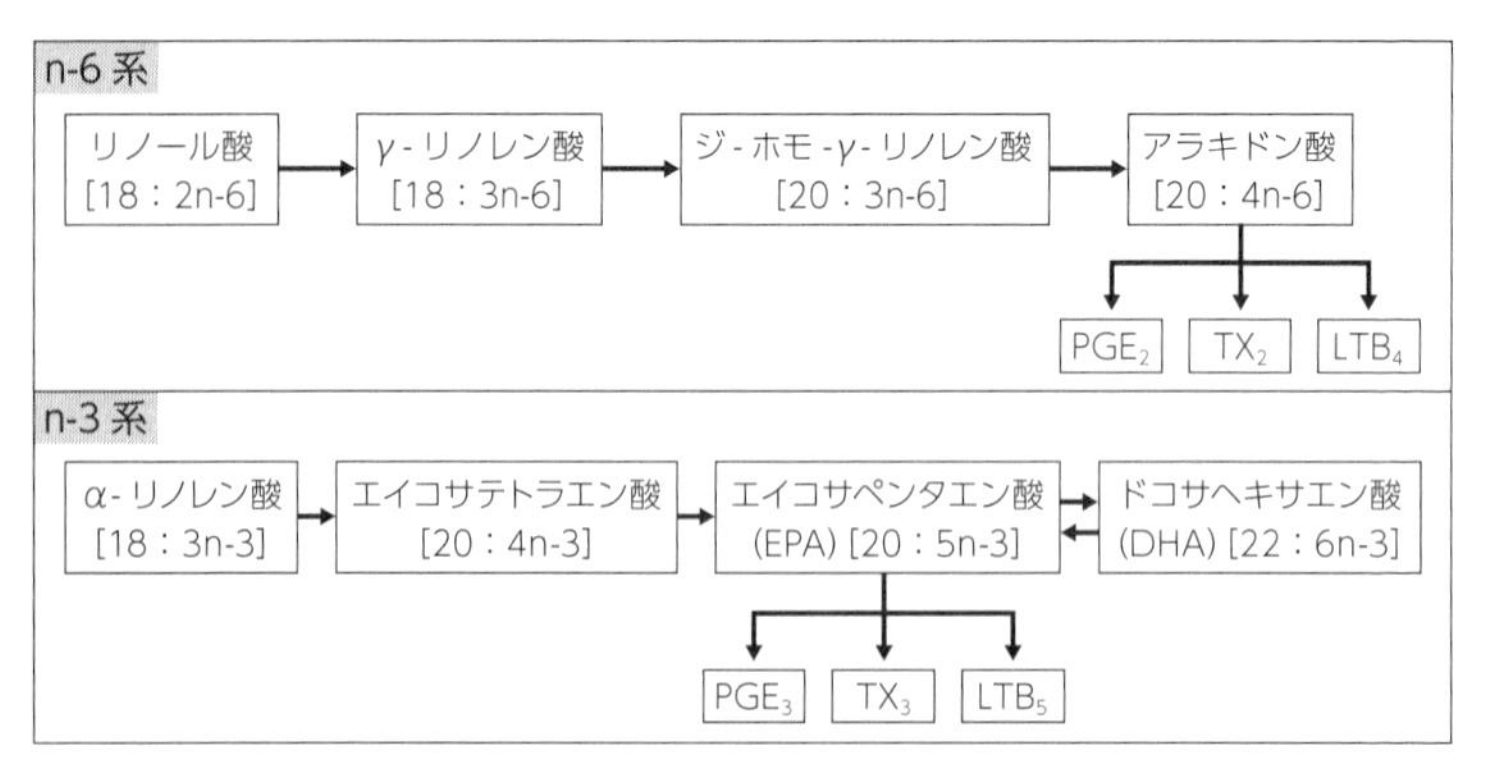

図19　エイコサノイドの生成

脂肪酸に記されている（a：bn-c）において、a：炭素数、b：二重結合数、c：最初の二重結合炭素部位を示す。cは二つの脂肪酸系で変化しないことがn-6系、n-3系脂肪酸と称するゆえんである。

PG：prostaglandin, TX：thromboxane, LT：leukotriene

文献252、p101より引用

製剤は適用外となる。それらの症例では免疫能の低下がみられるが、n-6系脂肪酸はさらに免疫能を低下させることがわかってきた[253~256]。

SOFE製剤に含まれる大豆油は表17に示すようにフィトステロールの含有率が高い。これは静脈栄養によって引き起こされる肝疾患（PNALD）に関連し、三つのタイプがある。すなわち脂肪肝、胆汁うっ滞そして、胆砂／胆嚢結石である[257]。

フィトステロールは、経口的に投与すると腸管からは微量しか吸収されないが、血中のコレステロール値を下げる働きがある。しかし経静脈的に注入されるとそのまま肝臓に沈着し、胆汁酸合成の制限酵素である7α-ヒドロキシラーゼの活性を抑制する。その結果、胆汁うっ滞をきたし、肝細胞も障害する[238]。

特に腸管機能障害のある乳児や小児ではその

表17　静注用脂肪乳剤に含まれるオイル類

脂肪酸成分（%）	大豆油	紅花油	オリーブ油	魚油	ココナッツ油
リノール酸（ω-6）	50	77	4	1-3	2
アラキドン酸（ω-6）	0	0	0	0	0
α-リノレン酸（ω-3）	10	0	0	1.3-5.2	0
EPA（ω-3）	0	0	0	5.4-13.9	0
DHA（ω-3）	0	0	0	5.4-26.8	0
オレイン酸（ω-9）	25	15	85	16-20	6
中鎖脂肪酸	0	0	0	0	65
飽和脂肪酸	15	8	11	10-20	27
フィトステロール濃度	300	450	200	Trace	70
α-トコフェロール濃度（ビタミンE）	6.4-7.5	34	10-37	45-70	0.2-2

文献236、p389より引用

影響も強く、長期のSOFE製剤使用例のほとんどは肝障害から肝硬変に進展し、肝移植を余儀なくされた[238]。

SOFE製剤投与によって発生する、関連するPNALDの原因としては、フィトステロールの含有量のほかに、静注用脂肪乳剤（IVFE）に使用される油の種類、そしてIVFEの投与量などが考えられる。また、PNALDの誘因となる合併疾患には、経腸栄養がこれまでどの程度なされてきたか、敗血症の有無、細菌感染、腸管切除量、未熟児及び低体重出生の有無などが大きく影響する[257]。臨床的には軽度のトランスアミナーゼの上昇が一般的であるが、それに対しては特に対応する必要はない。

2回以上の検査で血清総ビリルビン値＞2mg/mLとなると胆汁うっ滞であるとされる。これに対しては投与総エネルギーを減量し、脂肪乳剤の投与量を1g/kg/day以下にする。小児の場合にはサプリメントとしてタウリンを投与したり、サイクリックPN法（12時間ごとに静脈投与と非投与を繰り返す方法）を用いたり、ごく少量の経腸栄養を投与する方法を用いたり、胆汁の流れをよくするウルソデオキシコール酸を投与したりすることで対処するが、これらの効果もなく肝硬変に移行し、最終的には小腸移植と肝移植を要する場合も少なくない[257]。

元々SOFE製剤の使用には必須脂肪酸を投与する目的とエネルギー補給の目的があり、欧州では末梢からの完全静脈栄養がなされ、SOFE製剤も欧米では考えられないほど多量に使用してきた（3g/kg/day）。一方、目的から考えれば、エネルギー補給には中鎖脂肪酸

（ＭＣＴ）でも十分である。ＳＯＦＥ製剤の投与量はＥＦＡＤを防止するための最低限量を投与し、熱源としてはＭＣＴを用いるとよいのではないかという理由で、第２世代の脂肪乳剤が開発されるに至った[258]。

ＭＣＴはカルニチン非依存性にミトコンドリアに移行して熱源（8kcal/g）となるので、肝障害は少なくなるだろうとして、１９８４年第２世代の「Lipofundin®」がビー・ブラウン・メルスンゲン・ＡＧ社（ドイツ）で開発された（表15、図18）。このＭＣＴはココナッツ油由来で、炭素数が6～12でカプリール酸が多く含まれている。これらは、肝臓での蓄積がなく、したがって肝障害もない。さらに炎症促進作用もない[245, 252]。その後１９８７年に「Structured LE®」がスウェーデンのエクマン・Ｌとレトリンド・Ａによって開発された。「structured」とはトリグリセリド（ＴＧ）の骨格に長鎖脂肪酸（ＬＣＴ）とＭＣＴを人為的にくっつけた合成物である[248, 259]。モク・ＫＴらは生理的な大豆油／ＭＣＴ製剤とストラクチャードＭＣＴとを比較して後者の窒素バランスや血清アルブミン値などにおける優位性を示した[259]。

その後オリーブ油含有製剤が第３世代として[260]、さらに第４世代として魚油含有製剤が１９９８年に市場に出てきて、２００５年には「SMOFlipid®」（大豆油30%、ＭＣＴ30%、オリーブ油25%、魚油15%）を含有する製剤が最新の脂肪乳剤として開発された（表15、図18）。

ここで各脂肪乳剤の原料の特性と問題点をみておこう。

大豆油

大豆油を用いたSOFE製剤は第1世代の脂肪乳剤としてレトリンドらにより開発され、すでに50年以上使われている。表17に示すように、大豆油の脂肪酸構成はn-6系のリノール酸が50%、n-3系のα-リノレン酸が10%である。その他n-9系のオレイン酸が25%、飽和脂肪酸（SFA）が15%含まれている。

SOFE製剤はEFADを予防するのに十分な必須脂肪酸を供給することができる。しかし、SOFE製剤に多く含まれるn-6系脂肪酸から炎症促進性のエイコサノイドが産生されるため、重症例に対する使用には問題があることは前述の通りである。これを裏付けるものとして、千葉大学医学部附属病院第一外科の田代亜彦（つぐひこ）先生らはラット熱傷モデル及び食道がん症例において、SOFE製剤の炎症促進効果や免疫能低下作用について報告した[253、255]。

ラット熱傷モデルにおいて、SOFE群とfat-free群について検討したところ、SOFE群において、血清IL-6, TNF-αが高値を示し、窒素バランスが有意に低値を示した。SOFE群にn-3系多価不飽和脂肪酸（PUFA）を加えるとTNF-αとIL-10値が有意に低下し、窒素バランスも有意に改善した。食道がん術後症例においてTPNにSOFE製剤を加えた群と加えない群とを比較した例では、前者で術後2時間と6時間において血清IL-6値の高値を認め、経腸的にエイコサペンタエン酸（EPA）を投与すると、術後1、2、6時間のIL-6値が有意に低値を示した。さらに術後X線照射治療においてＥＰＡ製剤を経口的に投与した群は、非投与群に比して細胞性免疫能の改善をみた[253]。

中鎖脂肪酸（MCT）

ＭＣＴは第2世代の脂肪乳剤に含まれ、ココナッツ油から精製されている。炭素数が６～12個の飽和脂肪酸でカプリン酸を含んでいる。腸管から吸収されると直接門脈系に入って肝臓で代謝されるために熱効率がよいとされている。炎症促進性物質を含まない。また、過酸化反応に抵抗性であり、タンパク節約効果は長鎖脂肪酸（ＬＣＴ）と同等である。肝臓に蓄積することもなく、肝機能に影響しない。しかしながらＭＣＴは必須脂肪酸ではないので、それのみでは体組成用の脂質源とはなり得ない[238]。

オリーブ油

オリーブ油は、n-9系脂肪酸である一価不飽和脂肪酸（ＭＵＦＡ）のオレイン酸を主成分としており、１９９０年代に脂肪乳剤の原料として使用され始めた。リノール酸の含有率は５％であり、フィトステロールの含有率も大豆油より低く、α-トコフェロール（ビタミンE）が多い（表17）。ビタミンEは脂溶性ビタミンであり、抗酸化作用をもっている。さらに炎症促進性も低い[238]。

「Clinolipid®」は1975年に米国で作製され、主として欧州で「ClinOleic®」として販売使用された。大豆油とオリーブ油の比率は20対80で、n-6系脂肪酸であるリノール酸の含有量は35.8mg/mLである。「ClinOleic®」は1995年フランスで認可され、その後51カ国で認可されているが、そのうち49カ国では小児に対する使用も認可されており、SOFE製剤に代わって現在各国で使用されている[238]。その脂肪酸構成はSFA15%、MUFA65%、必須PUFA20%であり、n-6系脂肪酸とn-3系脂肪酸の比率は9：1である。この比率はSOFE製剤の7：1よりも高く、相対的にn-3系脂肪酸の含有率が低いが、炎症促進性や免疫学的観点ではSOFE製剤よりも中性である。

米国ではそれでも「Clinolipid®」の小児に対するデータが未だ少なく、また、SOFE製剤に比してその優位性が明らかではないという理由で小児に対する使用は制限されている。

デシュパンデ・GCらは、在胎28週以下の新生児に対して、オリーブ油由来の脂肪乳剤群（オリーブ油製剤群）とSOFE製剤群とでランダム化比較試験を行い、オリーブ油群は安全で新生児に投与可能であり、ステアリドン酸（SDA）の血中濃度が有意にオリーブ油群で高く、SOFE群におけるΔ6不飽和化酵素の低値が示唆されたと報告している[261]。SDAはα-リノレン酸とEPAとの中間代謝物質であり、EPAに代謝されるためにΔ6不飽和化酵素の活性を必要としないため、ＥＰＡへの代謝がより効果的に行われる。

ガウェッカ・Ａらは同様に、在胎38週以下で出生時体重１５００ｇ以下の未熟児について生後14日間でＴＰＮのランダム化比較試験を行い、オリーブ油製剤群はＳＯＦＥ製剤群では血清IL-6値が有意に高値を示し、オリーブ油製剤群はＳＯＦＥ製剤群に比して免疫学的により中性を示したと報告した[262]。これによりＦＤＡは２０１３年10月に20％「Clinolipid®」の成人に対する使用を認可したが、未だ小児への使用は認可していない。

魚油

魚油はＥＰＡやドコサヘキサエン酸（ＤＨＡ）の含有量が多いため、これらを直接供給することができる。また、その代謝産物であるPGE$_3$、TXA$_3$、LTB$_5$は抗炎症性及び免疫賦活性に作用する（図19）。これらの特性によって第４世代として魚油を含有する脂肪乳剤が開発された。抗酸化作用を有するα-トコフェロールの含有量はオリーブ油よりもさらに多い（表17）。

１００％魚油でできた脂肪乳剤（魚油製剤）である「Omegaven®」（ドイツ）は１９９８年に市場に出てきたがこれは、元来単独で使うべき脂肪乳剤ではなく、ＳＯＦＥ製剤のサプリメントとして使うために開発された。ＳＯＦＥ製剤とは異なり、魚油製剤にはリノール酸やα-リノレン酸がごくわずかの量しか含まれていない(表17)。しかし魚油製剤は1g/kg/dayの投与によってEFADを改善することができ、また、EFADを予防することが示されている。[248、263、264]

大豆アレルギーの患者にはSOFE製剤は禁忌であり、どうしてもSOFE製剤だけではすべての患者に対応できない。[264]

これらの観点から欧州では次々と脂肪乳剤が開発されて広く使用されているが、米国ではなかなか脂肪乳剤の使用の許可が下りなかった。しかし、2013年にFDA/ASPENは「Public Workshop : Clinical trial design for intravenous fat emulsion products, October 29, 2013」を、今後の米国国内における各種脂肪乳剤の許可の妥当性を視野に入れて開催した。[265] 米国国内の研究者はもとより、スウェーデン、ドイツ、ベルギー、英国などから20名に及ぶ発表者が壇上に上がり、それぞれがこれまでの脂肪乳剤の歴史や、各種の脂肪乳剤の長所・短所を発表した。その結果を踏まえてFDAは2016年7月に「SMOFlipid®」(ドイツ)を許可し、その他の脂肪乳剤についても使用許可申請があればただちに使用できるようにするということを発表した。「SMOFlipid®」の脂質含有比率は大豆油30%、MCT30%、オリーブ油25%、魚油15%である。2004年に市場に出てきて、2016年の時点で欧州、アジア、ラテン・アメリカ、オーストラリア、カナダの69カ国で使用されている。[266]

n-3系多価不飽和脂肪酸（PUFA）のメカニズム

ペルオキシゾーム増殖因子活性化受容体（PPAR）は核内受容体スーパーファミリーに属するタンパク質であり、転写因子として機能する。主にPPARαとPPARγがあり、前者は肝細胞に主に発現し脂肪酸の燃焼を促進したり、糖新生を抑制したりする。後者は主に脂肪細胞に発現し、脂肪細胞の分化を促進し、インスリン感受性を促進する。PPARはn-3系PUFAや種々のエイコサノイドなどのリガンドが結合すると活性化され、核内に入り、レチノイン酸X受容体（RXR）と2量体を作り、DNAのPPAR反応性成分（PPRE）と結合し、細胞質内の標的遺伝子を活性化する。PPARαの標的遺伝子としてはACO、CYP4A、FABP、ApoAなどがある。PPARγの標的遺伝子としてはaP2、ADRP、LPL、AdipoやC/EBPなどがある。

一方NF-κBは炎症に関連した転写因子であり、細菌性エンドトキシン、炎症性サイトカイン、紫外線、酸化ストレスなどで活性化される。不活性状態では細胞質内に存在するが、その不活性物質であるIκB（NF-κBと結合する抑制因子）がリン酸化されると活性化される。EPAやDHAは炎症性サイトカインの産生を抑制するが、この効果はIκBのリン酸化を減弱し、NF-κBの活性を抑制することによってなされる。すなわちn-3系

PUFAはPPARと結合することによってNF-κBの活性化を抑制し、抗炎症性に作用する[267]。

脂肪乳剤の血中からのクリアランス

静脈栄養に用いられる三大栄養素は、最小単位の分子物質で投与するのが基本である。例えば、炭水化物はグルコース、タンパク質はアミノ酸という形で投与される。しかし脂肪は脂肪酸の形で投与することが不可能であり、エマルジョン粒子の形で投与せざるを得ない。このことが脂肪が他の二つの栄養素とは異なり、血管内代謝が重要になる理由である[268]。

脂肪乳剤が血管内に投与されると、そこで代謝されて脂肪酸となり、それがアルブミンと結合し各組織に運ばれ、エネルギー源として利用される。そのため、代謝にはある程度の時間が必要であり、またその粒子の大きさが大いにその代謝に関連することは容易に想像される。実際に臨床上投与するときには代謝速度を鑑み、投与速度を十分考慮しなくてはならない。

脂肪乳剤の血管内代謝を理解するには人工脂肪粒子の構造を理解しなくてはならない。詳しくは文献を参照していただきたいが、簡単に言うと、人工脂肪粒子は外側がリン脂質に囲まれ、内側に脂肪酸をTGの形で含有している。これはカイロミクロンの構造と類似している。カイロミクロン内のTGの分解は血管内皮細胞表面に存在するリポタンパクリパーゼ（LPL）がカイロミクロンのアポリポタンパクApoC-Ⅱと結合することで行われる。重要なのはLPLにより加水分解されるには人工脂肪粒子がリポタンパク化されなくてはならないという点である。脂肪乳剤が血管内に入ってくるとただちに血管内の高密度リポタンパク（HDL）からApoC-Ⅱ，ApoC-Ⅲ、及びApoEが転送され、これが人工脂肪粒子に結合することで、LPLに結合できるようになり、加水分解されるのである。この過程を「人工脂肪粒子のリポタンパク化」という。脂肪乳剤のTGが加水分解されるとApoC-Ⅱ，ApoC-ⅢはHDLに返る。[268]

これらの血管内代謝の過程についてカーペンティエル・YAらは次の四つの段階にまとめている。

①脂肪乳剤が血管内に投与されると、人工の脂肪粒子は内因性HDLからアポリポタンパクが転送され、これと急速に結合する。

②ApoC-Ⅱは脂肪粒子を認識し、LPLに結合して外因性TGの大部分の加水分解を活性化する。

③エマルジョン粒子内のTGをコレステロールエステルに変換することで、LDL及びHDLに転送する。この過程はコレステロールエステル転送タンパク（CETP）に

よって仲介され、コレステロールが負荷された状態で残りの粒子（レムナント）を形成する（著者注／ちなみにＣＥＴＰはリポタンパク間におけるコレステロールエステルとＴＧの移動を容易にする血清タンパク質である）。

④肝及び肝以外の組織により取り込まれたレムナントは細胞内で加水分解される。③と④の過程はともに脂肪粒子上のApoEの存在によって容易になる。[269]

ＭＣＴはＬＰＬにより非常によく加水分解され、エマルジョン粒子からただちに中性脂肪酸を遊離する。さらにＭＣＴは内因性のリポタンパクに転写される。これらの過程はともに異なった組織によってただちに摂取される小さな残りの粒子を形成する。[269]

ｎ-３系ＰＵＦＡを含むＴＧはＬＰＬに水解されにくい。したがって魚油のみでできた脂肪乳剤を注入するときは非常にゆっくり投与し、魚油由来のＴＧの循環血液中の蓄積を防止しなくてはならない。しかしこのことはＭＣＴと魚油を同じ脂肪乳剤に混合することによって克服されるであろう。実際に動物及びヒトの実験において、ＭＣＴ／ＬＣＴ ｎ-３系ＰＵＦＡ混合脂肪乳剤とＭＣＴ／ＬＣＴ混合脂肪乳剤を比較するとそれらの遊離脂肪酸の遊離は前者のほうが早く、レムナントになった際もＭＣＴとｎ-３系ＰＵＦＡの両方を含むほうが肝臓やそれ以外の組織に取り込まれやすくなる。50％ＭＣＴ／40％大豆油／10％魚油混合脂肪乳剤とＬＣＴ単独脂肪乳剤及びＬＣＴ／ＭＣＴ混合脂肪乳剤の３者を健康成人に投与し、それらの血中からの消失率をみると、LCT単独に対してLCT／MCT混合は倍の消失率であり、MCT／大豆油／魚油はさらに早い消失率を示した[269]。

ブローワー・CBらは健康成人を対象に、静注されたオリーブ油含有脂肪乳剤（オリーブ油17％＋大豆油3％）とSOFE製剤のクリアランスを比較し、SOFE製剤がオリーブ油含有脂肪乳剤よりも早く代謝されることを確かめた。オリーブ油含有脂肪乳剤のクリアランスは肝のリパーゼ活性と逆の相関があり、SOFE製剤のクリアランスは最初の血清TG濃度に関連する。in vivoにおけるApoC-Ⅱへの結合は両脂肪乳剤で同様である。したがって肝リパーゼ活性はSOFE製剤のクリアランスよりもオリーブ油含有脂肪乳剤のクリアランスにはより重要である。SOFE製剤のクリアランスが早いのはLPL酵素系による代謝以外に他の系統〔すなわち細網内皮系（RES）など〕があるものと考えられると彼らは述べている[270]。

また、脂肪乳剤の血中からのクリアランスはリン脂質の濃度にも関連する。TG／リン脂質比は10％脂肪乳剤は0・12であり、20％脂肪乳剤では0・06と、20％脂肪乳剤のほうが濃度が低い。

カーペンティエル・YAグループのハウモント・Dらは未熟児28例について検討した。10％SOFEと20％SOFEを未熟児に投与して、血漿脂質とリポタンパクへの影響を調べたものである。10％SOFEにおいて、血漿TG値は高く、LDL内のコレステロールの蓄積やリン脂質の蓄積が多く、リポタンパクX様粒子の発現がみられた。このことから、ハウモントらは、未熟児にSOFEを投与する場合に20％脂肪乳剤を選択すべきであると述べている[271]。

三重大学医学部外科の入山圭二先生らは最も適切な脂肪乳剤の注入速度を調べるために、日本人のボランティアを使って実験している。

入山先生らは、TGクランプ法を用い、どの程度のTGを注入すれば血中TG濃度が一定になるかを検討した。脂肪乳剤は10％MCT／大豆油混合脂肪乳剤と20％SOFEを用いている。結果は10％MCT／SOFEでは0.125±0.013g/kg/hで注入すると血中のTG濃度はほぼ一定になり(1.65±0.31 Δmmol/L)、20％SOFEでは

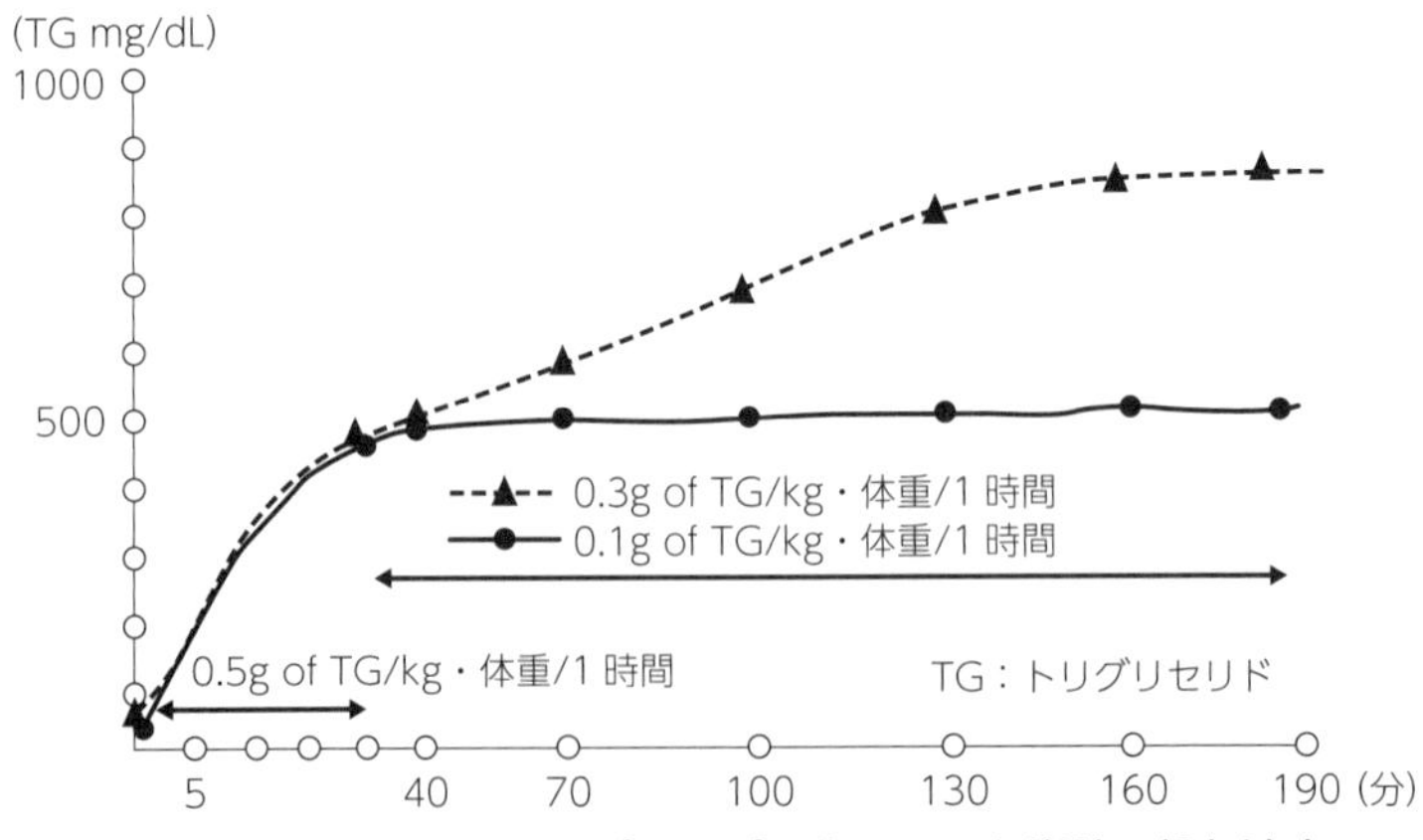

図20　人工脂肪粒子のリポタンパク化からみた脂肪の投与速度

まず，TGを0.5g/kg/hで30分間投与し、血中TGを500mg/dLまで上げた。以後S-TG値がsteadyとなる速度は0.1g/kg/hである。

文献268，p91より引用

注入速度0.117±0.021g/kg/hで血中TG値が一定（1.08±0.18 ΔmmoI/L）になった。注入速度をmmol/kg/Lに換算したところ、有意に10％MCT／大豆油混合脂肪乳剤のほうが20％SOFEよりも早く注入可能であることがわかった（$p<0.05$）。入山先生らは、これらのデータを欧州人のそれと比較すると日本人の血中TG安定注入速度は遅いがこの違いは異なった食習慣すなわち少ない脂肪摂取量によるものであろう、と結論している。[272, 273]

彼らはこの結果を踏まえて、SOLEは0.1g/kg/h以下のスピードで注入すべきであると述べている[268]（図20）。

日本における脂肪乳剤の使用状況

SOFE製剤が解禁された1972年当時の米国では、必須脂肪酸を補給するために、成人に対しては週に2回50gを、小児に対しては0.5g/kg/dayの脂肪乳剤を投与していた。1980～1990年代になってやっと全投与エネルギーの15～30％を脂肪乳剤で投与するようになった。[265]わが国では、TPNはダドリックらの方法が導入され、その影響か、長い間脂肪乳剤の投与は必須脂肪酸の補給を目的になされてきた。エネルギー源として投与されるようになったのは日本静脈経腸栄養学会（JSPEN）のTNT研修会が始まってからのことである。

さらに現在わが国で使用可能な脂肪乳剤はＳＯＦＥ製剤のみである。長期にわたるＴＰＮを余儀なくされる症例や大豆アレルギーをもつ症例では適切なＴＰＮが不可能な状態である。筑波大学大学院外科学教授の寺島秀夫先生の報告によると、わが国の小腸機能不全症例は２０１１年の時点で約７０００名弱であり、先天性あるいは乳児期の発症症例は年間１００例前後と推計されている。[248] ２０１１年に日本外科学会は「Omegaven®」の診療報酬採用要望書を厚生労働省に提出しているが未だに未許可である。これらの背景にはわが国の少子化に伴い「Omegaven®」やＳＭＯＦ製剤の需要の延びが今後期待されず、医薬品メーカーが新規採用に懸念をもっているのかもしれないという意見もある。[248]

また、日本小児外科代謝研究会では「Omegaven®」の治験ワーキンググループを立ち上げて腸管不全関連肝機能障害（ＩＦＡＬＤ）に対する治験データの集積を行った。その結果は２０１４年第44回の同研究会において中間報告がなされ、ＩＦＡＬＤ 35例中24例（68・6％）に有効であったことが示されている。[274]

現実的には医療行政の問題は重要であるが、先進国として、国民には他の先進国と同じレベルの医療を受ける権利がある。行政には早く決断してもらいたいものである。

ちなみにＪＳＰＥＮも「SMOFlipid®」の診療報酬採用を厚生労働省に申請している。

第9章

静注用アミノ酸製剤の開発

エルマンのアミノ酸の経静脈投与

1988年9月、第50回日本臨床外科医学会総会が日本医科大学教授庄司佑先生を大会長として東京で開かれた。その当時日本は昭和天皇が重篤と報道されており、開催も危ぶまれた。幸い学会は無事終了したが、その翌年の1月に昭和天皇は崩御された。そのような時代に本学会は、50周年記念として学会誌で「臨床外科医学の現状と展望」という特集を組んだ。その中に木村信良先生が「外科領域の栄養」と題して総会で講演した内容が掲載されている[275]。木村先生が脂肪乳剤の「Intrafat®（DI-22）」の開発者であることはすでに述べた[243]が、木村先生はその論文の中でアミノ酸栄養の歴史についても言及している[275]。

そこではまず、デイビッド・カスバートソンの研究における骨折患者の、膨大な窒素の尿中排出[53,54]について言及し、その後、窒素出納の重要性と、エルマン・RとウィーナーDOのアミノ酸の静脈内補給の成功についての論文を紹介した[275]。

ロバート・エルマン（1897～1956年）は米国・ボストンで生まれ、ハーバード大学医学部を卒業、1922年にジョンズ・ホプキンス大学で博士号を取得した。翌年からロックフェラー研究所の病理学助手として勤務し、1925年セントルイスのワシントン大学医学部に移動し、臨床外科教授を務めると同時にセントルイスのバーンズ＝ジューイッシュ病院の外科医となった。彼は生涯「膵炎」と「経静脈的栄養」に関する研究に従事した。１９４５年にはサミュエル・Ｄ・グロス賞を受賞した。外科及び外科における経静脈栄養などに関する数多くの著書があり、１９５５年には米国消化器病学会の会長に選出された[276,277]。

エルマンは栄養について次のように述べている。栄養には水、塩類、糖質、タンパク質、脂肪、そしてビタミンの六つがある。水、塩類、糖質はすでに関心が高く、経静脈投与が一般的になってきた。ではなぜタンパク質、脂肪及びビタミンには関心がないのか？　それは患者にとってのそれらの真の必要性が未だわかっていないからである。さらに言えば、それらが栄養素として化学的に複雑であるからであり、経静脈的に使用するのが困難である[278]。

このように述べていたエルマンが、ローズ・ＷＣが行ったアミノ酸をラットに投与した実験[16]及びスレオニンの発見に大いに影響されたことは想像に難くない。

20世紀前半頃は、生体に窒素を経静脈的に補給することは不可能とされ、輸血を行ったり血漿成分のアルブミンを投与したりするのが唯一の手段であった。しかしエルマンはその論文のタイトルに示されているようにすでに「経静脈的栄養」（intravenous alimentation）という言葉を使っている。エルマンはタンパク源としてカゼインに注目し、それを加水分解物としたアミノ酸を使用した。しかし製造過程でトリプトファンが分解されてしまうので、これを強化したものを使用した。また、実際にはスモールペプチドも含まれていたであろうと述べている[278]。トリプトファンの添加は非常に高価で、製品も均一ではないため、彼は後に製造をメッド・ジョンソン社に託した[279]。同社はこの委託を受けて、酵素法による加水分解を用いて、カゼインからトリプトファンを含めたすべての必須アミノ酸を含む製品（「92-Z」と呼ばれた）を完成させた[279]。

カゼインは牛乳に含まれるリンタンパク質で、すべての必須アミノ酸を含み、α、β、γの3種類がある。「92-Z」は10％溶液で、92℃で熱せられ、活性炭フィルターを通して滅菌された。その頃にはルイ・パスツールとクロード・ベルナールによって開発された「パスチュライゼーション」という低温殺菌法が確立していた[280]。

エルマンはカゼイン加水分解物と10％グルコースとの混合物を経静脈的に点滴投与した。この混合物の投与により、最初は時々「悪寒」を呈する症例がみられたが、「92-Z」が開発された後はその副作用はほとんどなくなった。しかし問題は静脈炎の発生であった[279]。

エルマンは92-Zと10％グルコース及び電解質の混合液を経口摂取が不能の35例の成人症例に投与した。投与期間は1～23日間で、最大投与量は8時間で4,000mLであり、エネルギー量は1,600kcal、アミノ酸は80g（窒素量＝9・6g）であり、この窒素量は牛肉の3,000gに相当する。30例中20例に対してキエルダール法を用いて窒素排出量を測定している[279]。

エルマンは1956年12月23日に心筋梗塞で57年の生涯を閉じたが、その死は翌日の「The New York Times」に「Robert Elman, Clinical Surgeon, Dead: Did Research on Intravenous Feeding」という見出しで報じられ、第二次世界大戦中、欧州の飢えた多数の人々を助けたことが讃えられていた。

マッデン・SCとホーエ・EE

米国・ニューヨークにあるロチェスター大学医学部病理学教室のマッデン・SCは、ローズの必須アミノ酸の発見に続いて、九つの必須アミノ酸にアルギニンを加えた10種類のアミノ酸、すなわちスレオニン、バリン、ロイシン、イソロイシン、リジン、トリプトファン、フェニールアラニン、メチオニン、ヒスチジン、それにアルギニンと10%ブドウ糖液との混合液をイヌの静脈内に投与するという精力的な実験を行った。それらのアミノ酸の中から単一または複数のアミノ酸を除いたものを投与し、血漿タンパク質の合成、窒素バランス、体重の変化を観察した[281]。

マッデンは、この混合液は血漿タンパク質の合成には非常に有益で、静注でもタンパク水解物投与時よりも忍容性があり、窒素バランスも良好であったと述べている[282]。一つまたは複数のアミノ酸を省くと窒素バランスが悪くなり、血漿タンパク質の合成も悪い。メチオニンを非必須アミノ酸であるシスチンに変更すると10日間は血漿タンパク質の合成がみられるが、窒素バランスは負を示した。また、面白いことにタンパク質欠損食を投与しているイヌにシスチンを加えると1週間は血漿タンパク質の合成がみられたとして、これをシスチン効果としている。

アルギニンは短期間の欠損であれば血漿タンパク質の低下をきたすことはないが、男性の場合には精巣の機能不全をもたらすので添加したとも述べている[282]。

マッデンはその後、10種類以上のアミノ酸混合液を作製し、最終的に「Vuj処方」として、少数例ではあるが臨床例にも使用したようだ[282]。

しかしこのVuj処方の50%のアミノ酸はラセミ体であり、米国・ニュージャージー州のメルク社のホーエはラセミ体が多いと副作用の嘔気・嘔吐がみられるのではないかと仮定し、イヌを用いて実験した。その結果、ラセミ体のアミノ酸含有を10%程度に減らしたところこの副作用がみられなかったとして、1946年に「Vuj-N処方」を発表した[283]。このアミノ酸製剤はその後しばらく臨床で使われた（表18）。

表18　わが国の主なTPN用総合アミノ酸製剤のアミノ酸組成

総合アミノ酸製剤　一般処方群						BCAA rich 製剤	
配合アミノ酸名 処方 販売年	モリアミン®S Vuj-N 1956	パンアミン®S Vuj-N	ESポリタミン® FAO 1957	モリアミン®S-N FAO/WHO	モリプロン®F FAO/WHO/UNU 1990	アミパレン® TEO 1988	アミニック® TEO 1988
アミノ酸含有量（mg/dl）							
L-Leu	1,230	1,230	1,090	1,250	1,250	1,400	1,290
L-Ile	550	550	960	560	560	800	910
L-Val	610	610	960	450	450	800	1,400
L-Lys	1,780	1,490	1,150	880	1,240（酢酸塩）	1,050	1,000
L-Thr	540	540	640	650	650	570	750
L-Trp	180	180	320	130	130	200	130
L-Met	710	710	960	350	350	390	440
L-Phe	870	870	640	935	985	700	700
L-Cys				100	100	100	35
L-Tyr				35	35	50	40
L-Arg	660	660	830	790	790	1,050	900
L-His	300	300	370	600	600	500	500
L-Ala				620	620	800	860
L-Pro				330	330	500	500
L-Ser				220	220	300	170
Gly					1,070	590	700
アミノ酢酸	1,000	1,000	1,490	1,070			
L-Asp				380	380	100	100
L-Glu				650	650	100	50
総遊離アミノ酸濃度（%）		8.43	8.14	9.41	10	10	10.035
総窒素量（mg/dL）	1,310	1,260	1,462	1,520	1,520	1,565	1,520
E/N比	3.30	3.15	2.50	1.09	1.09	1.44	1.71
BCAA/TAA（%）	28.4	29.4	32.0	22.6	21.8	30	35.9
PH	5.5-7.0	5.0-7.0	5.5-6.5	5.5-6.5	5.5-6.5	6.5-7.5	6.8-7.8
浸透圧比	3	3	3	3	3	3	3

成人のタンパク質最低必要量の算出

名古屋学芸大学教授の岸恭一先生は、2008年度の日本栄養・食糧学会中部支部会で「タンパク質・アミノ酸必要量の過去、現在、未来」というタイトルで講演している。その中で岸先生は次のように述べている。

タンパク質必要量の研究は、健康成人の食事摂取量の調査に始まり、その後窒素バランスを維持できる最低必要量が測定可能となった。そしてそれをもとに、1957年に国際連合食糧農業機関（FAO）は、牛乳タンパク質中のトリプトファンを1として各必須アミノ酸の必要量を算定した。さらに、必須アミノ酸組成をもつ架空のタンパク質を想定し、体内利用率が100％の理想タンパク質とした。これを比較タンパク質と言い、その必要量を0.35g/kg/dayに、また個人差を考慮してその安全量を0.53g/kg/dayとした。[284] その後1965年にアミノ酸スコアの概念を提唱し、1985年にFAO／WHO／UNU（国連大学）が新たにアミノ酸スコアを算出した。さらに2007年に改めてFAO／WHO／UNUがアミノ酸スコアを算出し現在に至っている。[284]

なお、窒素出納法で算出すると、タンパク質必要量は増える傾向にあると言われている。それを是正するために^{13}C標識指標アミノ酸法でタンパク質必要量を測定したところ、平均

0.93g/kg/day、安全量1.2g/kg/dayとなり、さらに高い値が提示された[284]。

タンパク質必要量は年齢、性別、運動量の程度、筋肉量などで異なり、また、人種によっても異なる。これらのことよりわが国では5年ごとに見直されている。最新のものは厚生労働省から２０１５年に発表された「日本人の食事摂取基準」であり、これは２０１９年まで使用されるので参考にしていただきたい[285]。

TPN用アミノ酸製剤の開発

前述の通り、アミノ酸必要量は、ローズらの研究[16,17]をもとに１９８５年のＦＡＯ／ＷＨＯ／ＵＮＵによる報告が出されるまでは窒素出納法で算出された値を基準としていた。

１９８０年代にヤング・VRらは^{13}C標識指標アミノ酸法による新しい必要量を提案し[286]、２００５年に米国アカデミー報告及び２００７年のＷＨＯ／ＦＡＯ／ＵＮＵ報告がこれを採用した。これは、アミノ酸酸化量を呼気への$^{13}CO_2$排出量から測定したものである[284]。

静注用のアミノ酸製剤を作製するには、個々のアミノ酸の含有量をどうするか、また必須アミノ酸（ＥＡＡ）と非必須アミノ酸（ＮＥＡＡ）の比率をどうするかなど、多くの複雑な課題があるが、アミノ酸製剤としては初期にあたるＶｕｊ-ＮやＦＡＯ／ＷＨＯ報告は主として人乳や人血清アルブミン中のアミノ酸比率に基づいて算出されていた。

これらのアミノ酸混合液を可能にしたのは日本の味の素社である。同社は世界に先駆けて純粋なL型結晶アミノ酸の合成に成功し、1956年に世界で初めて純結晶アミノ酸輸液（現在のモリアミン®」の原形）を静注した[287]。

ダドリック・SJらがTPNを開発した当時はカゼイン水解物を窒素源として使用していたが、味の素社がL型結晶アミノ酸の精製に成功した後は、窒素源をただちにこの製品に移行している[79]。

その後、侵襲時（手術時、外傷など）には分岐鎖アミノ酸（BCAA）の代謝が亢進しているとして、BCAAを多く含んだアミノ酸製剤が1980年にTEO基準として開発され、現在に至っている[288〜290]（表18）。

特殊処方のTPN用アミノ酸製剤

腎不全や肝不全は、タンパク質・アミノ酸代謝が障害され、血中に尿素やアンモニアが蓄積して尿毒症や肝性脳症（HE）を引き起こす病態である。

食餌として摂取されたタンパク質は腸内で代謝を受けてアミノ酸として吸収され、肝臓に運ばれる。そのアミノ酸は肝臓内でアルブミンや、種々の酵素を産生し、さらに骨格筋を作り、最終代謝産物として尿素となり、腎臓から排出されるのであるが、腎不全であると、尿素が排出されずに血中に増加し、尿毒症という病態となる。この血中に増加する尿素をどうにかして排除できないかということで考えられたのが、低タンパク質食治療である。

一方、肝不全における典型的な病態は肝硬変であり、門脈系と大循環系にシャントが形成される（門脈大循環：PSS）ために、腸管から吸収された物質が門脈系に入ると、肝で代謝を受ける前にPSSを通過し、大循環系に入り、脳症を併発する病態を呈す。この病態を代謝的に改善するための治療法がフィッシャー・J.Eらによって提案された。

以下では、これらの治療法が生まれた背景と、これらの病態で経口摂取ができない場合、あるいはできても経口摂取だけでは栄養状態を保てない場合に検討される（補助）栄養療法について述べてみたい。

腎不全に対する低タンパク質食の起源

腎不全に対しては現在、低タンパク質、高エネルギー食が一般的である。

ローズらは発育過程のラット（体重45g）に10種類（小児で必須アミノ酸とされるアルギニンを含む）の必須アミノ酸と尿素やアンモニアなどを合わせたものを投与し、成長発育を観察した。その結果、必須アミノ酸だけでも成長発育がみられ、さらにアンモニアや尿素も窒素源として利用されることが判明した[291]。

彼らはN^{15}でラベルした尿素を、2群に分けた成長期のラットに投与した。グループAを最低必要量の必須アミノ酸混合飼料を投与した群に、グループCを18%のカゼインを含んだ通常の飼料を投与した群として、それぞれの排泄物や骨格筋中及び非必須アミノ酸中のアイソトープ(N^{15})含有量を測定した。その結果は表19-aと表19-bに示した。

グループA、Cの骨格筋タンパク質中の全N含有量はそれぞれ、5・2gと9・83gである。骨格筋中全N^{15}量とその回収率はそれぞれ、34.40mgと4.84mg及び21・66%と3・05%である。尿中の全N^{15}量、及び回収率は、それぞれ64.12mgと127.97mg及び40・38%と80・59%である。また、糞便中の全N^{15}量はそれぞれ、22.94mgと3.96mgであった(表19-a)。

この結果から、グループAでは尿素のN^{15}は容易に代謝され、臓器に移行しているが、グループCにおいては臓器に移行しているN^{15}はほんのわずかであり、多くは尿中に排出されているということがわかる。

また、糞便中のN^{15}はグループCよりもグループAでかなり多くみられているが、ローズらはアミノ酸混合物の飼料は一種の下剤効果があり、そのために消化管内の通過が早く、多くのN^{15}が糞便とともに排出されているのであろう、とコメントしている[292]。

次に、非必須アミノ酸の合成にN^{15}がどれだけ関与しているかをみたのが表19-bである。

表19-a　アイソトープラベル下尿素の経口投与後の部分的N^{15}バランス

		グループA				グループC			
		全N含有量 g	N^{15}含有率 atom % Excess	全N^{15} mg	回収したN^{15} %	全N含有量 g	N15含有量 atom % Excess	全N^{15} mg	回収したN^{15} %
骨格筋タンパク質		5.20	0.618	34.40	21.66	9.83	0.046	4.84	3.05
排泄物	尿	0.83	7.251	64.12	40.38	2.80	4.281	127.97	80.59
	糞便	0.45	4.776	22.94	14.44	0.49	0.756	3.96	2.47
回収した全N^{15}				121.46	76.48			136.77	86.11

＊３匹の成長期ラットから構成された各グループは158.8mgの過剰のN^{15}を含んだアイソトープ尿素を摂取した。

表19-b　取り出された臓器のN^{15}含有量

	グループA	グループC
	atom % Excess	atom % Excess
チロシン	0.542	0.023
シスチン	0.433	0.027
グルタミン酸	0.962	0.071
アスパラギン酸	0.841	0.051
プロリン	0.552	
ヒスチジンHCL・H_2O	0.103	0.009
尿素	14.046	4.884

文献291, p116, 117より引用

チロシン、シスチン、グルタミン酸、アスパラギン酸、プロリン、ヒスチジンについてN^{15}の含有率が測定されているが、グループCにおいてはその含有率は非常に少ない。これに対してグループAではいずれの非必須アミノ酸においても、グループCの含有率の10～20倍以上のN^{15}含有率を示している。中でもグルタミン酸、アスパラギン酸への移行率は最も高かった。結論として必須アミノ酸混合物を投与すると尿素中の窒素は容易に臓器のNに代謝され、非必須アミノ酸の合成にも利用されるということがわかった[292]。これは共同研究者のデッカー・EEの博士論文として提出された[292]。

この報告をヒトに応用する形でイタリア・ナポリの医師カルメロ・ジョルダーノらは尿素とアンモニアがヒトの窒素平衡に有効に利用されるという一連の論文をイタリアの医学雑誌で報告している。１９６８年彼らは必須アミノ酸が豊富な低タンパク食とともに、N^{15}でラベルした尿素を正常人と4例の慢性腎不全症例に投与した。血中のアルブミンやグルタミン酸、アラニン、アスパラギン酸、セリンには高濃度のN^{15}が測定されたが、ヒスチジン、フェニールアラニン、メチオニン、そしてトリプトファンにはごくわずかの濃度しか検出されなかった[293,294]。

この発表をしたジョルダーノは現在の腎不全患者における低タンパク食、及び必須アミノ酸療法の立役者である。

以下に、ナターレ・Gが記した論文に書かれていた、ジョルダーノについての記述を紹介しておく[295]。

カルメロ・ジョルダーノ（1930～2016年）はイタリア・ナポリで生まれた。フェデリコ2世・ナポリ大学で医学を学び、1954年に博士号を取得した。1958年、彼は米国・ボストンのハーバード大学のピーター・ベント・ブリガム病院（現在のブリガム＆ウイメンズ病院）の研究員となり、教授のジョン・プットナム・メリル指導のもと、臨床腎蔵病学、人工透析、腎移植を勉強した。

ジョルダーノはメリルに可愛がられ、その結果、世界で最初に腎移植を行った米国の外科医ジョセフ・マレーと学問的な交流をもつことができ、腎臓病学の世界でトップの研究者から透析と腎移植についての指導を受けた。

1961年にナポリに帰り、大学の病理学教室内に腎臓病の栄養に関する研究室を立ち上げた。種々の最新の機器を導入したが、中でも最も重要な機器はコルフ-ブリガム人工腎臓であった。1966年から末期腎不全（ESRD）の患者に対しこの人工腎臓治療を開始した。

1959年、彼は米国国立衛生研究所（NIH）の慢性腎蔵病患者の栄養プロジェクトメンバーに志願した。その後21年間、彼はNIHの助成を受けて、栄養、吸着剤そして腹膜透析のプロジェクトに参加した。

1975～1986年に彼はフェデリコ2世・ナポリ大学で腎蔵病学の教授として勤務し、

1986～2002年の間は同大学の内科学教授を務めた。彼はイタリア腎臓病学会の設立者10人の中の1人であり、その会長も務めた。イタリア人工臓器学会を創設し、国際小児腎臓学会、国際人工臓器学会、国際腹膜透析学会等を設立し、また、人工臓器国際雑誌、小児腎臓病国際雑誌を発刊した。

NIHのプロジェクトの仕事をしている際に慢性腎不全の患者に対して低タンパク質食を投与することを提案した。このときの低タンパク質食は、必須アミノ酸と高エネルギーからなるものであった。これらの臨床実験の被験者の一人としてジョルダーノ自身も参加していて、1963年の第2回国際腎臓病学会でこれらの成績について発表している。

1964年、ジョヴァネッティ・Sとマッジョーレ・Qは糸球体ろ過率（GFR）が3～6mL/minのCKD症例に低タンパク食（N＝1.0～1.5g/day）を10～15日間投与し、その後低窒素状態になったところに2週間L-必須アミノ酸（N=1.74 g/day）を投与し、その後卵タンパク質（N=2.2g/day）を投与し、窒素平衡を正に保つことができたことを報告した[296]。これを受けジョルダーノは、同年腎臓病食の教科書を出版し、その中で彼は、2～3週間のL-必須アミノ酸の投与と、その後自然食からの低タンパク食（23g/day）の投与を勧めている。これがジョルダーノ・ジョヴァネッティ食の起源である。これは、CKD症例に対する低タンパク質食として国際的に普及し、わが国でも慶應大学医学部教授の浅野誠一先生らにより行われたタンパク質20g/day、熱量2,000kcal/dayの食事療法が奏効し、注目を集めた[297,298]。

腎不全に対するTPN用アミノ酸輸液の開発

腎不全用アミノ酸輸液も、当初はローズらの処方に基づいて作製された。TPNの開発者であるダドリックやウィルモア・DWらも、ローズの処方を基にして、味の素社開発のL型結晶必須アミノ酸（表20）と高張グルコース液及びその他の必要な栄養素を急性腎不全及び慢性腎不全患者に投与して良好な結果を得た[299,300]。

腎不全用のTPN用アミノ酸製剤の開発は日本で試みられ、1981年に、当時必須アミノ酸と考えられていた8種にヒスチジンを加えた「アミユー®」が市場に出てきた。ヒスチジンは小児においては必須アミノ酸とされてきたが、現在では成人においても必須アミノ酸とみなされている。先に述べたジョルダーノらの必須アミノ酸療法においても、十分量の必須アミノ酸とヒスチジンを投与することによって、タンパク代謝及び臨床症状が改善することが述べられている[293,301]。

「アミユー®」は9種類の必須アミノ酸からなり、100mL中に7・4gのアミノ酸が含まれる製剤で、森下製薬社と味の素社が開発した輸液製剤である。森下製薬薬理研究所の片岡美紀子先生らは、AMI-U-II（開発段階のアミユー®）単体群と、アルギニンを加えた場合（AMI-U II＋Arg群）と、ヒスチジンを除いた場合のそれぞれの（AMI-U-II－His群）組成について検討し、AMI-U-II単体群が他の2群よりも窒素バランスなどの栄養学的指標が良

表20　特殊処方のTPN用アミノ酸製剤

	肝不全用				腎不全用		
製剤名 販売開始年 アミノ酸含有量（g/dL）	FO80[1] 1982	アミノレバン® 1992	モリヘパミン® 1993	Dudrick SJ[2] 1970	アミユー® 1981	ネオアミユー® 1996	キドミン® 1996
L-Ile	0.450	0.9	0.92	0.70	0.72	0.75	0.9
L-Leu	0.550	1.1	0.945	1.10	1.125	1.00	1.4
L-lys	0.305	0.61	0.395	0.80	1.155	0.70	0.71
L-Met	0.050	0.1	0.044	1.10	1.125	0.50	0.3
L-Phe	0.050	0.1	0.03	1.10	1.125	0.50	0.5
L-Thr	0.225	0.45	0.214	0.50	0.515	0.25	0.35
L-Trp	0.033	0.07	0.07	0.25	0.255	0.25	0.25
L-Val	0.420	0.84	0.89	0.80	0.820	0.75	1.00
L-Arg	0.300	0.6	1.537			0.30	0.45
L-His	0.120	0.24	0.31		0.56	0.25	0.35
L-Ala	0.380	0.75	0.84			0.30	0.25
L-Asp			0.02			0.025	0.1
L-Glu						0.025	0.1
L-Pro		0.8	0.53			0.20	0.3
L-Ser	0.250	0.5	0.26			0.10	0.3
L-Cys	>0.010	0.03	0.025				
L- Tyr			0.04			0.05	0.05
Gly	0.450	0.9	0.54			0.15	
総遊離アミノ酸濃度(%)	3.99	7.99	7.47		7.40	6.10	7.21
総窒素量（g/dL）	0.56	1.22	1.318		0.90	0.81	1.00
BCAA含有比率(%)	35.6	35.5	37		38.0	42.4	45.8
E/N比	1.09	1.09	2.53		11.6	3.21	2.6
ＰＨ		5.5-6.5	6.6-7.2			6.6-7.6	6.5-7.5
浸透圧比		3	3			2	2

※1）Freund H et al. Ann Surg 1982、2）Dudrick SJ Surgery 1970

文献288，p192より引用

好であったことを報告した[302]。

腎不全症例に対するTPN用アミノ酸製剤はその後広く世界で使用されたが、その合併症として重大な高アンモニア血症（脳症）の報告が出てくるようになった。

TPNによる高アンモニア血症の最初の報告はヘアード・WCらによってなされた[303]。彼らは3例の小児例中2例ではうまくいかなかったが、残り1例はTPN輸液中にアルギニンを追加することによって救命することに成功した。当初彼らは合成L型結晶アミノ酸として総合アミノ酸輸液である「FreAmine®」を使用したがこれにはアルギニンが入っていなかった[303]。

TPN用アミノ酸製剤による高アンモニア血症は1982年ラップ・RPらによって報告され、その後いくつかの症例報告が続いた[304〜306]。しかしYoshimuraは、これまで報告されている高アンモニア血症はアミノ酸製剤の過剰投与によるものであり、適切に使用すれば発症しないと述べている[307]。

中崎久雄先生らは、アミユー®の投与によって高アンモニア血症性脳症を呈した6例を発表した[308]。その報告の中で中崎先生らは、3週間以上の長期にわたってTPN用アミノ酸製剤を投与する場合には、アルギニンに加えてオルニチンをサプリメントとして加えるべきであると述べている[308]。

その後腎不全の病態の検討が進んでくるうちに、ジョルダーノらが提唱した内因性尿素の利用率はそれほど高くないことがわかってきた[309]。また腎不全により体内で合成されにくい非必須アミノ酸があることが指摘されてきた[310]。近年のＴＰＮ施行症例の急増とともに、アミノ酸の投与によって栄養状態を改善するには必須アミノ酸だけでは不可能なこともわかってきて、従来の必須アミノ酸製剤を基本とした総合アミノ酸製剤の開発が望まれ、「ネオアミユー®」が登場したのである[310]。

ＴＰＮに起因する高アンモニア血症性脳症を併発する可能性のある病態に、短腸症候群がある。カピラ・Ｓらは在宅でのＴＰＮ症例で19歳男性の本症発生例を報告している[311]。原因は、在宅ＴＰＮを提供していた会社が製剤混合のときにアルギニンを加えていなかったためであった。その後アルギニンを追加してからは脳症の発生をきたすことなく、在宅ＴＰＮを続けることができたと報告している[311]。

オルニチン、シトルリン、アルギニンは非必須アミノ酸であるが、これらは、アンモニアを毒性のない尿素に変換する尿素回路に関与する。上部小腸はシトルリンを肝や腎に提供することによって尿素回路内で重要な働きをする。腎はシトルリンからアルギニンを作り、シトルリンはその他のタンパクの製造に使われるとともに肝では尿素回路の中間代謝産物として役に立つ。オルニチンはシトルリンの前駆物質であり、もっぱら小腸内でグルタメートから合成される。このグルタメートは1-ピロリン-5-カルボン酸合成酵素によって、1-ピロリン-5-カルボン酸に転換されるが、この反応は小腸内だけで行われる。その後1-ピロリン-5-カルボン酸は、オルニチンアミノ基転換酵素によってオルニチンに変換される。この酵素も小腸内に存在する。オルニチンはその後シトルリンの合成に使われ、アルギニン合成のために腎に運ばれる。

短腸症候群症例や慢性腎不全症例では、1-ピロリン-5-カルボン酸合成酵素あるいはオルニチンアミノトランスフェラーゼが少ないかほとんどないのでアルギニン欠乏をきたし、高アンモニア血症を発生する。[311]

腎不全用のアミノ酸輸液のアミノ酸組成（表20）をみると、1970年のダドリックらの処方にはヒスチジンが入っていない。「アミユー®」の組成はダドリックらの組成に類似しているがそれにヒスチジンを追加している。1996年の「ネオアミユー®」はこれまでの処方の欠点を見直し、総合アミノ酸として処方され、17種類のアミノ酸からなっている。「アミユー®」投与時の血中アミノ酸組成の乱れを是正するために、リジン、メチオニン、フェニールアラニン、スレオニンが減量されている。一般処方のTPN輸液製剤に比してBCAAの含有率が高く、必須アミノ酸を多く含む（EAA／NEAA＝3・21）となっている（表20）。

「キドミン®」は同様に1996年に発売されているが、「ネオアミユー®」よりもBCAA含有量が多くなっている（表20）。

肝性脳症に対するアミノ酸栄養輸液

肝性脳症（ＨＥ）は末期の肝疾患に共通の合併症である。病態生理は十分にはわかっていないが、その病状は進行した肝疾患、あるいは門脈系と大循環の間に形成されたＰＳＳに由来する脳の全般的な機能不全を反映している。

２０１４年米国肝臓学会（ＡＡＳＬＤ）と欧州肝臓学会（ＥＡＳＬ）はＨＥ治療のガイドラインをまとめた。その中でＨＥを三つに分類している。タイプＡ：急性肝不全による場合、タイプＢ：ＰＳＳによる場合、タイプＣ：肝硬変による場合、である[312]。ＨＥ治療としては、血中のアンモニアレベルを下げることが最も重要であると述べられている[312, 313]。

ＨＥ患者では血中アンモニアの上昇がみられる。その鍵となる物質はグルタミンである。グルタミンは遺伝子発現、サイトカイン産生、そして細胞増殖に関与する。グルタミン合成の活性化は基本的に骨格筋、脳、心臓、肝細胞にみられる。グルタミンは腸管と腎で代謝され、アンモニアとグルタメートになる。アンモニアは腎や肝で無毒化され尿素として尿中に排出される。肝不全では尿素回路が働かず、アンモニアが漏れて種々の組織で無毒化されグルタミンになる。このように悪性循環が成り立ち、アンモニア濃度が上昇し、さらなるグルタミン合成が活性化され、高アンモニア血症が生じる。またアンモニアは腸管のみならず筋肉でも産生される。これはＨＥでは異化の亢進があり、骨格筋の分解が増強され、脱アミノ化されてアンモニアが生じるためである。グルタミン活性は脳中の星状細胞の膨化をきたし、神経伝達能を変化させ、骨格筋のBCAAの異化を亢進する[314,315]（図21）。

このため、肝不全においてはタンパク質摂取制限を余儀なくされ、HEを併発すると経口摂取も不可能で、タンパク質の異化亢進が増強され、低栄養は加速される。これらの問題を解決するために、米国・ボストンのマサチューセッツ総合病院（MGH）のフィッシャーらは1982年に肝不全用TPN輸液FO80を発表した[316]（表20）。

フィッシャー・JEは1937年米国・ニューヨークのブルックリンで生まれ、1957年夏に20歳でブルックリンを飛び出した。初めはユダヤ教の指導者（ラビ）になるつもりでいたが、ハーバード大学医

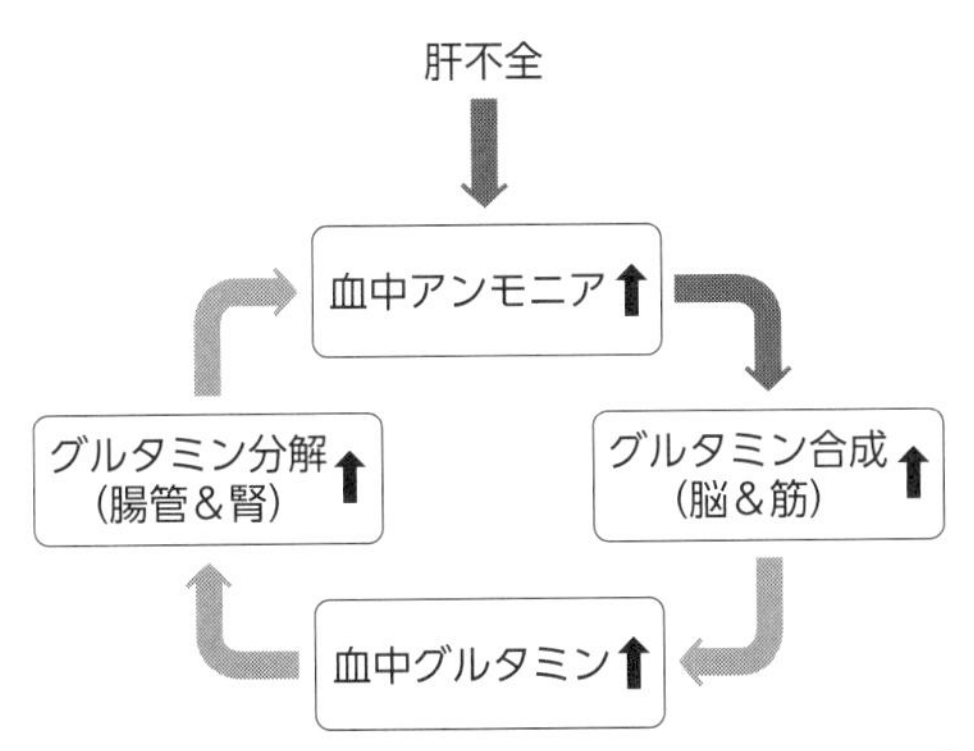

図21　肝障害時の高アンモニア血症の病態におけるグルタミン合成・分解の仮想悪性循環

肝における無毒化としての尿素への変換が障害された高アンモニア血症では、骨格筋と脳でのグルタミン合成を活性化し、腸管や腎でのグルタミンの異化を亢進しアンモニアを産生し、その結果血中のアンモニア値を上昇させる。

文献315，p12より引用

学部（ＨＭＳ）に入学し、１９６1年第2位で卒業した。インターンシップをＭＧＨで過ごし、そこで外科チーフのエドワード・チャーチルやチーフ・レジデントのアーサー・バウエと出会う。１９６3～１９６５年には彼は研究助手としてＮＩＨに勤務した。その当時彼はアーピン・コピンやジュリアス・アクセルロッドらとともに脳化学、神経伝達物質について研究していた。アクセルロッドは神経伝達物質の作用メカニズムの解明によって１９７０年にノーベル医学・生理学賞を受賞している。その後フィッシャーは外科のレジデント助手としてＭＧＨに帰り、１９７０年にはチーフ・レジデントの職を離れ、１９７５年にはＨＭＳの准教授となり、ＭＧＨの高カロリー輸液療法部のチーフを兼任した。

１９７８年には41歳の若さでシンシナティ大学医学部外科の主任教授に就任した。それと同時に同大学の分子細胞生理学の教授を兼任した。２００1年にはＨＭＳの教育病院であるベス・イスラエル・ディーコネスメディカルセンターの主任教授に就任した。

その間１９９９年には米国の「Archive of Surgery」から、20世紀に外科の研究・臨床に最も貢献した24人のうちの１人として表彰された。

フィッシャーは、論文を８５０以上、著書を21冊も発表し、13学会誌の編集委員としても活躍した[317、318]。現在はドイツ・ハイデルベルク大学の社会予防医学の教授として勤務している。

さて本題に入ろう。フィッシャーのＨＥに対する仕事の基礎は、彼がＮＩＨで神経伝達物質の研究をしていた頃に作られたと考えられる。

１９６５年に彼は最初の門脈・下大静脈に関する論文を発表し、１９７１年には「偽性神経伝達物質」（False neurotransmitters and hepatic failure）を発表した[318]。これは肝不全に直接関与する最初の論文のようである[317]。その後イヌを用いて門脈下大静脈吻合（Ｅｃｋ瘻）を行ったところ、ＨＥと同様の症状及び血中・脳脊髄液中のアミノ酸パターンがみられることを確かめた[319〜321]。

１９７７年、彼らのグループはＨＥ18例について、タンパク質を毎日20ｇ以下の制限食とした場合の各症例のアミノ酸分析を行った。慢性肝疾患症例（13例）では消化管出血や感染によって脳症が誘発される。血中アミノ酸分画では芳香族アミノ酸（フェニールアラニン、チロシン、トリプトファン）とともにメチオニン、グルタミン、アスパラギン酸が高値を示し、ＢＣＡＡ（ロイシン、イソロシン、バリン）が低値を示した。急性の肝不全症例すなわち劇症肝炎（５例）ではＢＣＡＡ以外のすべてのアミノ酸が高値を示し、ＢＣＡＡは正常または低値を示した[322]。

さらに彼らはこれらの変化が本当にアミノ酸に原因があるのか否かを確かめるために、正常なイヌに芳香族アミノ酸（ＡＡＡ）を頸動脈から注入し、臨床的ＨＥと同様の脳症を誘発させ、それにさらにＢＣＡＡを注入すると脳症の発症は避けられることを証明した[323]。

これらの臨床的、実験的事実から彼らはＨＥにおける栄養輸液、及びその脳症そのものの治療として「ＦＯ８０」の処方を発表した[316]。彼らは63例（肝硬変症42例、急性肝不全症17例、肝腎症候群4例）のＨＥ症例に対し、ＢＣＡＡが豊富なＦＯ８０輸液製剤（表20）をＴＰＮとして投与した。最高１２０ｇまでのアミノ酸投与が可能であり、肝硬変症ではその87％に、急性肝不全症例では75％に効果がみられ、アミノ酸として1日75～80ｇ以上の投与で窒素平衡の改善がみられたと報告した。

さらにフィッシャーは肝硬変症において、脳症の程度とBCAA/AAA比（フィッシャー比）は相関するが、血中アンモニア値との相関はみられないことも報告した[316, 324]。ちなみにフィッシャー比の正常値は３・０～４・０である。

ＦＯ８０のＨＥに対する作用機序について、フロインド・Ｈらは次のように述べている。

①高張糖とともに多くのＢＣＡＡを含んだアミノ酸液を投与することによって異化亢進を是正し、タンパク質の分解を抑制し、ＡＡＡの遊離を抑制する。

②ＢＣＡＡの血中濃度を上げることによってＡＡＡが脳血液関門（ＢＢＢ）を通過するのと競合するため、ＡＡＡが脳脊髄液に移行するのが抑制される。

③ＢＣＡＡは末梢の筋肉からのアミノ酸の放出を調節する。

④ＦＯ８０は末梢血のアンモニア値を低下させる効果はない。

⑤ＦＯ８０にはＨＥ症例に対する生命延長効果はない[316]。

わが国では１９９２年10月に大塚製薬社が「アミノレバン®」を、翌年１９９３年1月に森下製薬社（現・エイワイファーマ）が「モリヘパミン®」を開発した。

　ＦＯ８０、「アミノレバン®」「モリヘパミン®」の３者のアミノ酸組成を比較すると、ＢＣＡＡの含有比率はそれぞれ35・６％、35・５％及び37％で若干「モリヘパミン®」が高いが似たようなものである。「アミノレバン®」は100mL中の各アミノ酸組成がＦＯ８０の倍量入っているが比率としてはほとんど同様である。この２者に対して「モリヘパミン®」は血中アンモニア低下作用としてアルギニンが「アミノレバン®」の約２・６倍含まれているのが特徴である。

第10章

日本静脈経腸栄養学会の歩み

わが国には従来、日本栄養・食糧学会や日本外科代謝栄養学会があり、それぞれ活動しているが、臨床栄養に関する専門の学会がなかった。例えば米国には米国静脈経腸栄養学会（ＡＳＰＥＮ）があり、欧州には欧州臨床栄養・代謝学会（ＥＳＰＥＮ）がある。これらの学会では医師もメディカルスタッフも含めた臨床栄養に携わるすべての人々が会員となり、同じ土俵で討論することを目的としている。わが国でも同じ趣旨の学会設立の気運が高まり、１９９８年「日本静脈経腸栄養学会」（Japanese Society for Parenteral and Enteral Nutrition：JSPEN）が設立された。ここで学会設立に関する歴史的背景を考察してみたい。

ダドリック・ＳＪがＴＰＮの臨床例を発表したのが１９６８年である。当時東北大学医学部第二外科の講師であった小野寺時夫先生は、ダドリックらの画期的な仕事をただちに日本に取り入れて、同外科教授の葛西森夫先生とともに１９７０年に第１回完全静脈栄養研究会を立ち上げた。またその頃、米国国立衛生研究所（ＮＩＨ）のグリーンスタイン・ＪＰらは米国航空宇宙局（ＮＡＳＡ）の要請を受けて化学的に定義された食事の開発に成功した。これを踏まえて、１９７７年に第１回成分栄養研究会が千葉大学医学部第二外科教授佐藤博先生により開催され、この成分栄養研究会が、１９８２年1月に経腸栄養研究会と名称が変更され、同じく佐藤先生のもと第1回経腸栄養研究会が開催された。

経腸栄養研究会発足当時から完全静脈栄養研究会との統合の動きがみられ、１９８５年2

月に、大阪大学小児外科教授の岡田正先生のもと、第29回完全静脈栄養研究会と第4回経腸栄養研究会が合同で開催された。同年7月日本静脈・経腸栄養研究会が発足し、代表世話人に東京慈恵会医科大学第二外科教授の長尾房大先生が就任された。翌年1月に第1回日本静脈・経腸栄養研究会が長尾先生により東京で開催された。同研究会は1998年2月の第13回まで続き、その過程で代表世話人が長尾先生から東北大学医学部第二外科教授森昌造先生、そして、高知医科大学第二外科教授の小越章平先生に引き継がれた。小越先生が代表世話人となった1998年の7月、小越先生は同研究会を「日本静脈経腸栄養学会」（JSPEN）へと昇格させ、同学会の初代理事長に就任した。このことにより同学会は、今日へと続いている（JSPENホームページ参照）。

理事長として、小越先生は学会運営のリーダーシップを発揮され、次々と新しいプロジェクトを立ち上げられた。その一つに2001年に立ち上げられた「NSTプロジェクト」がある。このプロジェクトでは「NST管理」をどうにかして診療報酬に反映したいとの考えのもと、学会の保険委員会委員長である筆者にその使命が言い渡された。

わが国では診療報酬の請求を行うには、まず所属関係団体から厚生労働省へ「医療技術評価希望書」を提出しなくてはならない。所属関係団体として「社会保険委員会連合」なるものがあり、外科系と内科系に分かれている。JSPENは外科系施設が多く参加しているために「外科系社会保険委員会連合」に加盟した。申請の際には厚生労働省においてヒアリングがあり、藤田医科大学外科・緩和医療学教授東口髙志先生とともに出席した。２００４年、２００５年と続けて「医療技術評価希望書」（新規）を提出し、２００６年度からの診療報酬に「栄養管理実施加算12点」を加えることが初めて認められた。その申請書の一部を図22に示したが、この申請書の作成にはかなりの労力が必要で、医学論文１編を書くほどのエネルギーを必要とした。

その後「栄養管理実施加算」もいくつかの改変がなされて現在の姿になっており、その当時の我々の要求がほぼ満たされてはいるものの、未だ満足なものではない。

もう一つの大きなプロジェクトは１９９９年に設立されたＴＮＴ（Total Nutrition Therapy）プログラムである。

これは元々、中南米のドクター向けの臨床栄養の教育プログラムである。講義と実技と症例検討によってカリキュラムが編成され、小グループ（1組7~8名）に分かれて実技と症例検討がなされる。ＡＳＰＥＮの会長であったロンボウ・ＪＬが、米国の製薬会社のアボット・ラボラトリーズ社と共同でプログラムの版権を獲得し全世界に広げた。ＪＳＰＥＮとしてもこれをまず現在臨床の現場で実際に栄養管理を指導している先生方に受けていただき、正しい臨床栄養の知識を身につけていただこうということでプロジェクトが設立された。

全国を10のブロックに分け、講師を学会で認定し、実際に２０００年に各ブロックで開始した。このプログラムのコンセプトは「If gut works, use it」（腸が機能しているときには

図22　医療技術評価希望書の記載例（一部）

医療技術評価希望書（保険未収載技術用）〔詳細版〕

要望学会：日本静脈経腸栄養学会（JSPEN）

技術名	栄養管理チーム（Nutrition Support Team: NST）
技術の概要	適切な栄養管理を行うための代謝栄養および各専門分野の職種から構成されるチーム医療
対象疾患名	栄養不良を伴うまたはその可能性のある全ての疾患症例
保険収載の必要性のポイント	栄養不良を伴うまたはその可能性のあるすべての疾患症例。栄養療法はすべての疾患に共通する基本的医療の一つである。栄養評価にて現在栄養不良がみられる症例及び現在栄養不良がみられなくても近いうちに栄養不良に陥る可能性がある症例。 例えば1）栄養不良と判定された症例、及び入院治療中に栄養障害をきたす可能性の高い症例（高齢者を含むハイリスク症例）。2）中等度以上の手術侵襲症例。3）代謝動態に変動がある症例。4）抗がん剤治療および放射線などの生態侵襲を伴う治療実施例。5）経口摂取不能あるいは不十分症例。6）生活習慣病を有する症例。7）その他NSTが栄養サポートの介入を必要と判断した症例。

⑧妥当と思われる診療報酬の区分、点数及びその根拠	100点/人/月（全入院患者） 120点/人/日（NST管理症例）

腸を使いなさい）であり、経腸栄養に重点を置いている。

このプロジェクトは瞬く間に全国に広がり、臨床栄養に関する知識も多くの方々に次第に受け入れられるようになってきた。

この学会の設立からその繁栄、そして現在の臨床栄養の知識の普及は、ひとえに小越章平先生の功績であり、その意志を引き継ぐ学会の理事長及び会員の努力の賜物であると考えている。

おわりに

「臨床栄養学」という学問は古くて新しいものであり、過去の多くの偉人たちの努力の上に成り立っていることはもちろんである。しかし、これまで常識として教えられてきたことの中には、根拠のないものが多いというのも事実である。種々の事実を検証しようとするときには、まず一般的な教科書で調べ、さらに深い知識を得ようと思えばPubMedで文献を検索し、オリジナルペーパーを取り寄せて勉強しなくてはならない。その過程が重要であることは十分わかってはいるが、一冊の単行本でこれらのことがわかれば非常に便利である。

例えばローズ・WCのスレオニンの発見に至る経緯や、カスバートソン・Dの骨折患者における窒素平衡の臨床的観察など、さらにはダドリック・SJらのTPN開発に至るまでの模索など、ぜひ若い先生方に知ってもらいたいという思いでこの本を執筆した。

もちろん本書で臨床栄養のすべてをカバーしようなどと、大それた考えはもっていないが、かなりの分野についてなるべくわかりやすく述べることに留意し、古い論文で実際に手に入らないような論文についても参考文献として掲載した。

これを書いている2018年は、日本静脈経腸栄養学会が小越章平先生のもと、発足してから20周年の節目にあたる。その間学会は他の学会にはみられないような発展を遂げ、

2018年の学会開催時には会員数が1万8000名を超え、学会参加者も1万2000名を超えるほどのマンモス学会となった。参加者数の多さからもはや地方での学会開催が危ぶまれ、近年は東京、横浜、神戸で開催されることが多くなった。マンモス学会もその規模ゆえに運営には難があり、第4代理事長の東口髙志先生のもと、2013年には一般社団法人化された。すなわち会員は社員である。

学会が大きくなるにつれ、社会に対する責任も重くなる。それに応えるためには社員一人ひとりが栄養管理におけるプロとしての自覚をもち、日夜研鑽に努めねばならない。臨床栄養の展望は一口では言い表せないが、今後高齢化が急速に進み、それに対する対策が要求されることは明らかである。サルコペニアの予防をどうするかや、老化のメカニズムの解明とその対策など、大きな問題が山積している。

京都大学医学部名誉教授である本庶佑先生は、2018年ノーベル医学・生理学賞に輝いた。先生はいつも「教科書を信用してはだめだ」とおっしゃっている。科学の分野では古くから言われていることの中には理論的に明らかにされていないものもあり、これらを見極めて物事を考えなさい、ということであろう。

臨床栄養に興味のある若い研究者の皆様にはぜひ本庶先生の言葉の深い意味をくみ取っていただき、疑問のある物事については大いに実験などを行ってその真実を究明してほしい。そしてそれらについて学会で発表し、論文発表を行い、臨床栄養の分野をさらに発展させていただきたい。

この書物を発行するにあたり、多くの人にご助言をいただいた。中でもＥＡファーマ社の髙橋良將氏には貴重な資料の提供を受け、また羊土社編集部の関家麻奈未氏には編集にあたり的確なアドバイスを賜り、この書物の出版に際し並々ならぬご援助をいただいた。厚く御礼申し上げる。

最後に、読者の皆様がこの書物で知識を得るだけに留まらず、参考文献として掲載した原著を読んで下さったなら私のこの書籍出版の目的が本当に達せられたものと考える。

314) Swaminathan M, et al：Hepatic encephalopathy：current challenges and future prospects. Hepat Med, 10：1-11, 2018
315) Holecek M：Evidence of a vicious cycle in glutamine synthesis and breakdown in pathogenesis of hepatic encephalopathy-therapeutic perspectives. Metab Brain Dis, 29：9-17, 2014
316) Freund H, et al：Infusion of branched-chain enriched amino acid solution in patients with hepatic encephalopathy. Ann Surg, 196：209-220, 1982
317) Hasselgren PO, et al：Festschrift for Josef E. Fischer, MD. Am J Surg, 183：325-392, 2002
318) Fischer JE & Baldessarini RJ：False neurotransmitters and hepatic failure. Lancet, 2：75-80, 1971
319) Aguirre A, et al：Plasma amino acids in dogs with two experimental forms of liver damage. J Surg Res, 16：339-345, 1974
320) Fischer JE, et al：The role of plasma amino acids in hepatic encephalopathy. Surgery, 78：276-290, 1975
321) Smith AR, et al：Alterations in plasma and CSF amino acids, amines and metabolites in hepatic coma. Ann Surg, 187：343-350, 1978
322) Rosen HM, et al：Plasma amino acid patterns in hepatic encephalopathy of differing etiology. Gastroenterology, 72：483-487, 1977
323) Rossi-Fanelli F, et al：Induction of coma in normal dogs by the infusion of aromatic amino acids and its prevention by the addition of branched-chain amino acids. Gastroenterology, 83：664-671, 1982
324) Fischer JE, et al：The effect of normalization of plasma amino acids on hepatic encephalopathy in man. Surgery, 80：77-91, 1976

302）片岡美紀子，他：腎不全用アミノ酸液（AMI-U-Ⅱ）の研究―第1報 虚血性急性腎不全ウサギに対する効果．日本腎臓学会誌，20：1023-1036，1978
303）Heird WC, et al：Hyperammonemia resulting from intravenous alimentation using a mixture of synthetic l-amino acids：a preliminary report. J Pediatr, 81：162-165, 1972
304）Rapp RP, et al：Hyperammonia encephalopathy in a patient receiving essential amino acid/dextrose parenteral nutrition. Clin Pharm, 1：276-280, 1982
305）Lamielle JJ, et al：Essential amino acid-induced adult hyperammonemic encephalopathy and hypophosphatemia. Crit Care Med, 18：451-452, 1990
306）Akpolat T：Hyperammonemic encephalopathy due to intravenous essential amino acid administration in a patient with renal insufficiency. Nephron, 63：239, 1993
307）Yoshimura NN：Intravenous essential amino acid therapy. Nephron, 67：131-132, 1994
308）Nakasaki H, et al：Complication of parenteral nutrition composed of essential amino acids and histidine in adults with renal failure. JPEN J Parenter Enteral Nutr, 17：86-90, 1993
309）Varcoe R, et al：Efficiency of utilization of urea nitrogen for albumin synthesis by chronically uraemic and normal man. Clin Sci Mol Med, 48：379-390, 1975
310）片岡美紀子，他：腎不全用総合アミノ酸製剤MRX-Ⅲの慢性腎不全ラットに対する効果．日本腎臓学会誌，35：1131-1138，1993
311）Kapila S, et al：Arginine deficiency-induced hyperammonemia in a home total parenteral nutrition-dependent patient：a case report. JPEN J Parenter Enteral Nutr, 25：286-288, 2001
312）Vilstrup H, et al：Hepatic encephalopathy in chronic liver disease：2014 Practice Guideline by the American Association for the Study of Liver Diseases and the European Association for the Study of the Liver. Hepatology, 60：715-735, 2014
313）Kornerup LS, et al：Update on the Therapeutic Management of Hepatic Encephalopathy. Curr Gastroenterol Rep, 20：21-26, 2018

刊）：159-163，2001
289）武藤輝一，他：新組成アミノ酸混合液（TA3712）の一般消化器外科症例高カロリー輸液における検討．診療と新薬，23：1145-1193，1986
290）平井慶徳，他：新組成アミノ酸製剤（TEO-10）を窒素源とする高カロリー輸液．薬理と治療，14：403-459，1986
291）Rose WC, et al：The utilization of the nitrogen of ammonium salts, urea, and certain other compounds in the synthesis of non-essential amino acids in vivo. J Biol Chem, 181：307-316, 1949
292）Rose WC & Dekker EE：Urea as a source of nitrogen for the biosynthesis of amino acids. J boil Chem, 223：107-121, 1956
293）Giordano C：USE OF EXOGENOUS AND ENDOGENOUS UREA FOR PROTEIN SYNTHESIS IN NORMAL AND UREMIC SUBJECTS. J Lab Clin Med, 62：231-246, 1963
294）Giordano C, et al：Incorporation of urea 15N in amino acids of patients with chronic renal failure on low nitrogen diet. Am J Clin Nutr, 21：394-404, 1968
295）Natale G, et al：Carmelo Giordano（1930-2016）：a giant in Nephrology. Giornale Italiano di Nefrologia：1-22, 2017
296）Giovannetti S & Maggiore Q：A LOW-NITROGEN DIET WITH PROTEINS OF HIGH BIOLOGICAL VALUE FOR SEVERE CHRONIC URAEMIA. Lancet, 1：1000-1003, 1964
297）出浦照國，他：3. 慢性腎不全の低たんぱく食．昭和医学会雑誌，59：120-127，1999
298）浅野誠一：腎不全とその対策，腎，腎機能とその臨床．日本内科学会雑誌，46：912-926，1968
299）Wilmore DW & Dudrick SJ：Treatment of acute renal failure with intravenous essential L-amino acids. Arch Surg, 99：669-673, 1969
300）Dudrick SJ, et al：Renal failure in surgical patients. Treatment with intravenous essential amino acids and hypertonic glucose. Surgery, 68：185-186, 1970
301）中田一洋：慢性腎不全患者に対する必須アミノ酸療法の検討．日本腎臓学会誌，20：29-46，1978

274）天江新太郎：短腸症候群とω-3系脂肪乳剤．外科と代謝・栄養 49：5-15, 2015
275）木村信良：外科領域の栄養．日本臨床外科医学会会誌，50（増刊）：33-40，1989
276）Dr. Robert Elman：J Natl Med Assoc, 49：128, 1957
277）Hospital Record：Barnes Hospital ST. Louis Missouri, 11, 1957
278）Elman R & Weiner DO：Intravenous alimentation with special reference to protein (amino acid) metabolism. JAMA, 112：796-802, 1939
279）Elman R：Parenteral replacement of protein with the amino-acids of hydrolyzed casein. Ann Surg, 112：594-602, 1940
280）Wilson GS：The Pasteurization of Milk. Br Med J, 1：261-262, 1943
281）Madden SC, et al：Ten amino acids essential for plasma protein production effective orally or intravenously. J Exp Med, 277-295, 1943
282）Madden SC & Clay WA：Protein metabolism and protein reserves during acute sterile inflammation：high protein intake compensates for increased catabolism. J Exp Med, 81：65-76, 1945
283）Howe EE, et al：Comparative tolerance to mixtures of natural and racemic amino acids on intravenous infusion in the dog. J Biol Chem, 162：395-401, 1946
284）岸恭一：タンパク質・アミノ酸必要量の過去，現在，未来．日本栄養・食糧学会中部支部会設立40周年記念講演会，講演集より．2008
285）日本人の食事摂取基準2015年版，厚生労働省
https://www.mhlw.go.jp/stf/seisakunitsuite/bunya/kenkou_iryou/kenkou/eiyou/syokuji_kijyun.html
286）Young VR & Borgonha S：Nitrogen and amino acid requirements：the Massachusetts Institute of Technology amino acid requirement pattern. The Journal of Nutrition, 130：1841S-1849S, 2000
287）Ajinomoto Group Worldwide. Medical Care and Amino Acids. Amino acids are indispensable in the medical field.
https://www.ajinomoto.com/features/amino/how/medical/
288）疋田茂樹，他：アミノ酸製剤，静脈・経腸栄養．日本臨床，59（増

49：619-625, 2009
262）Gawecka A, et al：Immunologic properties differ in preterm infants fed olive oil vs soy-based lipid emulsions during parenteral nutrition. JPEN J Parenter Enteral Nutr, 32：448-453, 2008
263）de Meijer VE, et al：Parenteral fish oil as monotherapy prevents essential fatty acid deficiency in parenteral nutrition-dependent patients. J Pediatr Gastroenterol Nutr, 50：212-218, 2010
264）Gura KM, et al：Use of a fish oil-based lipid emulsion to treat essential fatty acid deficiency in a soy allergic patient receiving parenteral nutrition. Clin Nutr, 24：839-847, 2005
265）Teitelbaum DH, et al：Proceedings From FDA/A.S.P.E.N. Public Workshop：Clinical Trial Design for Intravenous Fat Emulsion Products, October 29, 2013. JPEN, 39：768-786, 2015
266）武藤充，他：研究と臨床経験からみるバランス脂肪乳剤SMOFlipid® 20%の有用性．外科と代謝・栄養，51：91-102，2017
267）Mechanisms of action of（n-3）fatty acids. J Nutr. 2012 Mar；142（3）：592S-599S. doi：10. 3945/jn.111.155259. Epub 2012
268）入山圭二：脂肪乳剤の血管内代謝のしくみ Intravascular metabolism of lipid emulsions. 外科と代謝・栄養，43：89-94，2009
269）Carpentier YA, et al：Intravascular metabolism of lipid emaulsions containing ω-3 fatty acids. Clinical Nutrition Suppl, 2：3-5, 2007
270）Brouwer CB. et al：Different clearance of intravenously administered olive oil and soybean-oil emulsions：role of hepatic lipase. Am J Clin Nutr, 57：533-539, 1993
271）Haumont D, et al, Plasma lipid and plasma lipoprotein concentrations in low birth weight infants given parenteral nutrition with twenty or ten percent lipid emulsion. J Pediatr, 115：78-93, 1989
272）Iriyama K. et al：Elimination rate of fat emulsion particles from plasma in Japanese subjects as determined by a triglyceride clamp technique. Nutrition, 12：79-82, 1996
273）Iriyama K. et al：Constant infusion rates of lipid emulsions to stabilize plasma triglyceride concentrations：medium-chain triglyceride/long-chain triglyceride emulsions（MCT/LCT）versus LCT. Surg Today Jpn J Surg, 28：289-292, 1998

Suppl, 278：1-12, 1961
248）寺島秀夫：世界とわが国における脂肪乳剤の開発状況と今後の展望．外科と代謝・栄養，51：55-62，2017
249）Fell GL, et al：Intravenous Lipid Emulsions in Parenteral Nutrition. Adv Nutr, 6：600-610, 2015
250）Vanek VW, et al：A.S.P.E.N. position paper：Clinical role for alternative intravenous fat emulsions. Nutr Clin Pract, 27：150-192, 2012
251）Biesboer AN & Stoehr NA：A product review of alternative oil-based intravenous fat emulsion. Nutr Clin Pract, 31：610-618, 2016
252）入山圭二：脂質代謝．「キーワードでわかる臨床栄養 改訂版」（大熊利忠，他/編），pp96-102，羊土社，2011
253）Tashiro T, et al：n-3 versus n-6 polyunsaturated fatty acids in critical illness. Nutrition, 14：551-553, 1998
254）Calder PC, et al：Fatty acids and lymphocyte functions. Br J Nutr, 87：S31-48, 2002
255）Furukawa K, et al：Influences of soybean oil emulsion on stress response and cell-mediated immune function in moderately or severely stressed patients. Nutrition, 18：235-240, 2002
256）Qi K, et al：Omega-3 triglycerides modify blood clearance and tissue targeting pathways of lipid emulsions. Biochemistry, 41：3119-3127, 2002
257）Kumpf VJ：Parenteral nutrition-associated liver disease in adult and pediatric patients. Nutr Clin Pract, 21：279-290, 2006
258）Ulrich H, et al：Parenteral use of medium-chain triglycerides：a reappraisal. Nutrition, 12：231-238, 1996
259）Mok KT, et al：Structured medium-chain and long-chain triglyceride emulsions are superior to physical mixtures in sparing body protein in the burned rat. Metabolism, 33：910-915, 1984
260）Sala-Vila A, et al：Olive oil in parenteral nutrition. Curr Opin Clin Metab Care, 10：165-174, 2007
261）Deshpande GC, et al：Parenteral lipid emulsions based on olive oil compared with soybean oil in preterm（<28 weeks' gestation）neonates：a randomised controlled trial. J Pedatr Gastroenterol Nutr,

233）Mazer-Amirshahi M & Fox ER：Saline Shortages - Many Causes, No Simple Solution. N Engl J Med, 378：1472-1474, 2018
234）Patiño AM, et al：Facing the Shortage of IV Fluids - A Hospital-Based Oral Rehydration Strategy. N Engl J Med, 378：1475-1477, 2018
235）Munos MK, et al：The effect of oral rehydration solution and recommended home fluids on diarrhoea mortality. Int J Epidemiol, 1：i75-i87, 2010
236）Raman M, et al：Parenteral Nutrition and Lipids. Nutrients. 2017 Apr 14；9(4). pii：E388. doi：10. 3390/nu9040388
237）Carpentier YA & Dupont IE：Advances in intravenous lipid emulsions. World J.Surg, 24：1493-1497, 2000
238）Anez-Bustillos L, et al：Intravenous Fat Emulsion Formulations for the Adult and Pediatric Patient：Understanding the Differences. Nutr Clin Pract, 31：596-609, 2016
239）Hallberg DH, et al：Fat emulsions for complete intravenous nutrition. Postgrad Med J, 43：307-316, 1967
240）Barr LH, et al：Essential fatty acid deficiency during total parenteral nutrition. Ann Surg：193：304-311, 1981
241）Holman RT：The ratio of trienoic：tetraenoic acids in tissue lipids as a measure of essential fatty acid requirement. J Nutr, 70：405-410, 1960
242）Meng HC：A fat emulsion for intravenous nutrition in rabbits. J Lab Clin Med, 37：222-228, 1951
243）木村信良，他：経静脈的脂質補給に関する研究．日本輸血学会雑誌，16：17-16，1969
244）日笠頼則：脂肪乳剤の静脈内投与の研究．日外会誌，52：298, 1951
245）谷村弘：国産脂肪乳剤Intralipos™の臨床応用．Arch Jap Chir, 48：720-727，1979
246）Meng HC：Use of fat emulsion in parenteral nutrition. Annals of Pharmacotherapy, 6：321-330, 1972
247）Schuberth O & Wretlind A：Intravenous infusion of fat emulsions, phosphatides and emulsifying agents. Acta Chir Scand

223) Meng L & Heerdt PM : Perioperative goal-directed haemodynamic therapy based on flow parameters : a concept in evolution. Br J Anaesth, 117 (suppl 3) : iii3-iii17, 2016
224) Pearse RM, et al : Effect of a perioperative, cardiac output-guided hemodynamic therapy algorithm on outcomes following major gastrointestinal surgery : a randomized clinical trial and systematic review. JAMA, 311 : 2181-2190, 2014
225) Salmasi V, et al : Relationship between Intraoperative Hypotension, Defined by Either Reduction from Baseline or Absolute Thresholds, and Acute Kidney and Myocardial Injury after Noncardiac Surgery : A Retrospective Cohort Analysis. Anesthesiology, 126 : 47-65, 2017
226) Benes J, et al : Intraoperative fluid optimization using stroke volume variation in high risk surgical patients : results of prospective randomized study. Crit Care, 14 : R118, 2010
227) Myles P. et al. : Restrictive versus Liberal Fluid Therapy for Major Abdominal Surgery. N Engl J Med. 2018 Jun 14 ; 378 (24) : 2263-2274. doi : 10. 1056/NEJMoa1801601. Epub 2018
228) Varadhan KK & Lobo DN : A meta-analysis of randomised controlled trials of intravenous fluid therapy in major elective open abdominal surgery : getting the balance right. Proc Nutr Soc, 69 : 488-498, 2010
229) Thiele RH, et al : Standardization of care : impact of an enhanced recovery protocol on length of stay, complications, and direct costs after colorectal surgery. J Am Coll Surg, 220 : 430-443, 2015
230) Miller TE, et al : Fluid management and goal-directed therapy as an adjunct to Enhanced Recovery After Surgery (ERAS). Can J Anaesth, 62 : 158-168, 2015
231) Prien T, et al : Effect of intraoperative fluid administration and colloid osmotic pressure on the formation of intestinal edema during gastrointestinal surgery. J Clin Anesth, 2 : 317-323, 1990
232) Mizota T, et al : Intraoperative oliguria predicts acute kidney injury after major abdominal surgery. Br J Anaesth, 119 : 1127-1134, 2017

212) Srinivasa S, et al：Randomized clinical trial of goal-directed fluid therapy within an enhanced recovery protocol for elective colectomy. Br J Surg, 100：66-74, 2013
213) Nygren J, et al：Preoperative oral carbohydrate administration reduces postoperative insulin resistance. Clin Nutr, 17：65-71, 1998
214) Svanfeldt M, et al：Randomized clinical trial of the effect of preoperative oral carbohydrate treatment on postoperative whole-body protein and glucose kinetics. Br J Surg, 94：1342-1350, 2007
215) Smith MD, et al：Preoperative carbohydrate treatment for enhancing recovery after elective surgery. Cochrane Database Syst. 2014 Aug 14；(8)：CD009161. doi:：10. 1002/14651858
216) Hausel J, et al：Randomized clinical trial of the effects of oral preoperative carbohydrates on postoperative nausea and vomiting after laparoscopic cholecystectomy. Br J Surg, 92：415-421, 2005
217) Bellamy MC：Wet, dry or something else? Br J Anaesth, 97：755-757, 2006
218) Wind J, et al：Perioperative strategy in colonic surgery; LAparoscopy and/or FAst track multimodal management versus standard care (LAFA trial). BMC Surg. 2006 Nov 29；6：16. doi：10. 1186/1471-2482-6-16
219) Bundgaard-Nielsen M, et al：'Liberal' vs. 'restrictive' perioperative fluid therapy--a critical assessment of the evidence. Acta Anaesthesiol Scand, 53：843-851, 2009.
220) Thacker JK, et al. Perioperative Fluid Utilization Variability and Association With Outcomes：Considerations for Enhanced Recovery Efforts in Sample US Surgical Populations. Ann Surg, 263：502-510, 2016
221) Shin CH, et al：Effects of Intraoperative Fluid Management on Postoperative Outcomes：A Hospital Registry Study. Ann Surg, 267：1084-1092, 2018
222) Gustafsson UO, et al：Adherence to the enhanced recovery after surgery protocol and outcomes after colorectal cancer surgery. Arch Surg, 146：571-577, 2011

203) Jonsson K, et al : Tissue oxygenation, anemia, and perfusion in relation to wound healing in surgical patients. Ann Surg, 214 : 605-613, 1991
204) Makaryus R, et al : Current concepts of fluid management in enhanced recovery pathways. Br J Anaesth, 120 : 376-383, 2018
205) Fonseca BK, et al : Enteral vs intravenous rehydration therapy for children with gastroenteritis : a meta-analysis of randomized controlled trials. Arch Pediatr Adolesc Med, 158 : 483-90, 2004
206) American Society of Anesthesiologists Committee : Practice guidelines for preoperative fasting and the use of pharmacologic agents to reduce the risk of pulmonary aspiration : application to healthy patients undergoing elective procedures : an updated report by the American Society of Anesthesiologists Committee on Standards and Practice Parameters. Anesthesiology, 114 : 495-511, 2011
207) Weimann A, et al : ESPEN guideline : Clinical nutrition in surgery. Clin Nutr, 36 : 623-650, 2017
208) Awad S, et al : A meta-analysis of randomised controlled trials on preoperative oral carbohydrate treatment in elective surgery. Clin Nutr, 32 : 34-44, 2013
209) Lobo DN, et al : Gastric emptying of three liquid oral preoperative metabolic preconditioning regimens measured by magnetic resonance imaging in healthy adult volunteers : a randomised double-blind, crossover study. Clin Nutr, 28 : 636-641, 2009
210) Shiraishi T, et al : Gastric Fluid Volume Change After Oral Rehydration Solution Intake in Morbidly Obese and Normal Controls : A Magnetic Resonance Imaging-Based Analysis. Anesth Analg, 124 : 1174-1178, 2017
211) Thiele RH, et al : American Society for Enhanced Recovery (ASER) and Perioperative Quality Initiative (POQI) joint consensus statement on perioperative fluid management within an enhanced recovery pathway for colorectal surgery. Perioper Med (Lond). 2016 Sep 17 ; 5 : 24. doi : 10. 1186/s13741-016-0049-9. eCollection 2016

2012. Intensive Care Med, 39：165-228, 2013
191）Corrêa TD, et al：Balanced crystalloids for septic shock resuscitation. Res Bras Ter Intensiva, 28：463-471, 2016
192）Rochwerg B, et al：Fluids in Sepsis and Septic Shock Group. Fluid resuscitation in sepsis：a systematic review and network meta-analysis. Ann Intern Med, 161：347-355, 2014
193）Rochberg B, et al：Fluid type and the use of renal replacement therapy in sepsis：a systematic review and network meta-analysis. Intensive Care Med, 41：1561-1571, 2015
194）Young P, et al：SPLIT Investigators; ANZICS CTG. Effect of a buffered Crystalloid Solution vs Saline on Acute Kidney Injury Among Patients in the Intensive Care Unit：The SPLIT Randomized Clinical Trial. JAMA, 314：1701-1710, 2015
195）Shaw AD, et al：Impact of intravenous fluid composition on outcomes in patients with systemic inflammatory response syndrome. Critical Care, 334-343, 2015
196）Basse L, et al：A clinical pathway to accelerate recovery after colonic resection. Ann Surg, 232：51-57, 2000
197）宮田剛：ESSENSEとはなにか．外科と代謝・栄養，47：147-154, 2013
198）Kehlet H & Wilmore DW：Evidence-based surgical care and the evolution of fast-track surgery. Ann Surg, 248：189-198, 2008
199）Fearon KC, et al：Enhanced recovery after surgery：a consensus review of clinical care for patients undergoing colonic resection. Clin Nutr, 24：466-477, 2005
200）寺島秀夫：周術期の栄養管理②―ERASプロトコール：実践に役立つ基礎と臨床の最新知見.「キーワードでわかる臨床栄養 改訂版」（大熊利忠，他/編），pp231-244，羊土社，2011
201）Tsuji H, et al：Attenuation of adrenocortical response to upper abdominal surgery with epidural blockade. Br J Surg, 70：122-124, 1983
202）Tsuji H, et al：Effects of epidural administration of local anaesthetics or morphine on postoperative nitrogen loss and catabolic hormones. Br J Surg, 74：421-425, 1987

180) Potura E, et al：An acetate-buffered balanced crystalloid versus 0.9% saline in patients with end-stage renal disease undergoing cadaveric renal transplantation：a prospective randomized controlled trial. Anesth Analg, 120：123-129, 2015
181) Weinberg L, et al：Effects of intraoperative and early postoperative normal saline or Plasma-Lyte 148® on hyperkalaemia in deceased donor renal transplantation：a double-blind randomized trial. Br J Anaesth, 119：606-615, 2017
182) Kancir AS, et al：The effect of 6% hydroxyethyl starch 130/0.4 on renal function, arterial blood pressure, and vasoactive hormones during radical prostatectomy：a randomized controlled trial. Anesth Analg, 120：608-618, 2015
183) Pfortmueller CA, et al：Normal saline versus a balanced crystalloid for goal-directed perioperative fluid therapy in major abdominal surgery：a double-blind randomised controlled study. Br J Anaesth, 120：274-283, 2018
184) Rochwerg B, et al：Fluids in Sepsis and Septic Shock Group. Fluid resuscitation in sepsis：a systematic review and network meta-analysis. Ann Intern Med, 161：347-355, 2014
185) Moretti EW, et al：Intraoperative colloid administration reduces postoperative nausea and vomiting and improves postoperative outcomes compared with crystalloid administration. Anesth Analg, 96：611-617, 2003
186) Raghunathan K, et al：Association between the choice of IV crystalloid and in-hospital mortality among critically ill adults with sepsis. Crit Care Med, 42：1585-1591, 2014
187) Zhou FH, et al：Normal saline for intravenous fluid therapy in critically ill patients. Chin J Traumatol, 21：11-15, 2018
188) Semler MW, et al：Balanced Crystalloids versus Saline in Critically Ill Adults. New Engl J Med, 378：829-839, 2018
189) Self WH, et al：Balanced Crystalloids versus Saline in Noncritically Ill Adults. New Engl J Med, 378：819-828, 2018
190) Dellinger RP, et al：Surviving Sepsis Campaign：international guidelines for management of severe sepsis and septic shock,

6% hydroxyethyl starch (Voluven) on blood volume and endocrine responses：a randomized, three-way crossover study in healthy volunteers. Crit Care Med, 38：464-470, 2010
172) Aguilar-Nascimento JE, et al：Changes in body composition, hematologic parameters, and serum biochemistry after rapid intravenous infusion or oral intake of 2 liters of 0.9% saline solution in young healthy volunteers：randomized crossover study. World J Surg, 36：2776-2781, 2012
173) Chowdhury AH, et al：A randomized, controlled, double-blind crossover study on the effects of 2-L infusions of 0.9% saline and plasma-lyte® 148 on renal blood flow velocity and renal cortical tissue perfusion in healthy volunteers. Ann Surg, 256：18-24, 2012
174) Story DA, et al：Cognitive changes after saline or plasmalyte infusion in healthy volunteers：a multiple blinded, randomized, cross-over trial. Anesthesiology, 119：569-575, 2013
175) Chowdhury AH, et al：A randomized, controlled, double-blind crossover study on the effects of 1-L infusions of 6% hydroxyethyl starch suspended in 0.9% saline (voluven) and a balanced solution (Plasma Volume Redibag) on blood volume, renal blood flow velocity, and renal cortical tissue perfusion in healthy volunteers. Ann Surg, 259：881-887, 2014
176) Bihari S,. et al：Bolus intravenous 0.9% saline, but not 4% albumin or 5% glucose, causes interstitial pulmonary edema in healthy subjects. J Appl Physiol (1985), 119：783-792, 2015
177) Van Regenmortel N & Jorens PG：Effect of isotonic vs hypotonic maintenance fluid therapy on urine output, fluid balance, and electrolyte homeostasis：a crossover study in fasting adult volunteers. Reply from the authors. Br J Anaesth, 119：1065-1067, 2017
178) Krajewski ML, et al：Meta-analysis of high- versus low-chloride content in perioperative and critical care fluid resuscitation. Br J Surg, 102：24-36, 2015
179) Raiman M, et al：Comparison of hydroxyethyl starch colloids with crystalloids for surgical patients：A systematic review and meta-analysis. Eur J Anaesthesiol, 33：42-48, 2016

Care, 14 : R185, 2010. doi : 10. 1186/cc9293
160) Perner A, et al : Hydroxyethyl starch 130/0.42 versus Ringer's acetate in severe sepsis. N Engl J Med, 367 : 124-134, 2012
161) Myburgh JA, et al : Hydroxyethyl starch or saline for fluid resuscitation in intensive care. N Engl J Med, 367 : 1901-1911, 2012
162) Shaw AD, et al : Major complications, mortality, and resource utilization after open abdominal surgery : 0.9% saline compared to Plasma-Lyte. Ann Surg, 255 : 821-829, 2012
163) Yunos NM, et al : Association between a chloride-liberal vs chloride-restrictive intravenous fluid administration strategy and kidney injury in critically ill adults. JAMA, 308 : 1566-1572, 2012
164) Traverso LW, et al. Fluid resuscitation after an otherwise fatal hemorrhage : I. Crystalloid solutions. J Trauma, 26 : 168-175, 1986
165) Todd SR, et al : Lactated Ringer's is superior to normal saline in the resuscitation of uncontrolled hemorrhagic shock. J Trauma, 62 : 636-639, 2007
166) Kiraly LN, et al : Resuscitation with normal saline (NS) vs. lactated ringers (LR) modulates hypercoagulability and leads to increased blood loss in an uncontrolled hemorrhagic shock swine model. J Trauma, 61 : 57-64, 2006
167) Phillips CR, et al : Resuscitation of haemorrhagic shock with normal saline vs. lactated Ringer's : effects on oxygenation, extravascular lung water and haemodynamics. Crit Care 2009 ; 13 (2) : R30. Published online 2009 Mar 4. doi : 10. 1186/cc7736
168) Noritomi DT, et al : Impact of Plasma-Lyte pH 7.4 on acid-base status and hemodynamics in a model of controlled hemorrhagic shock. Clinics (Sao Paulo), 66 : 1969-1974, 2011
169) Kellum JA, et al : Etiology of metabolic acidosis during saline resuscitation in endotoxemia. Shock, 9 : 364-368, 1998
170) Kellum JA, et al : Hyperchloremic acidosis increases circulating inflammatory molecules in experimental sepsis. Chest, 130 : 962-967, 2006
171) Lobo DN, et al : Effect of volume loading with 1 liter intravenous infusions of 0.9% saline, 4% succinylated gelatine (Gelofusine) and

148） Boldt J, et al：Cardiopulmonary bypass priming using a high dose of a balanced hydroxyethyl starch versus an albumin-based priming strategy. Anesth Analg, 109：1752-1762, 2009
149） Boldt J, et al：Volume replacement with a balanced hydroxyethyl starch（HES）preparation in cardiac surgery patients. J Cardiothorac Vasc Anesth, 24：399-407, 2010
150） Perel P, et al：Colloids versus crystalloids for fluid resuscitation in critically ill patients. Cochrane Database Syst Rev, 28：CD000567. doi：10. 1002/14651858. CD000567. Pub6, 2013
151） Bunn F & Trivedi D：Colloid solutions for fluid resuscitation. Cochrane Database Syst Rev, 13：CD001319, 2012
152） Cochrane Injuries Group Albumin Reviewers：Human albumin administration in critically ill patients：systematic review of randomised controlled trials. BMJ, 317：235-240, 1998
153） Finfer S, et al：SAFE study Investigators：A comparison of albumin and saline for fluid resuscitation in the intensive care unit. N Engl J Med, 350：2247-2256, 2004
154） SAFE study Investigators：Saline or albumin for fluid resuscitation in patients with traumatic brain injury. N Engl J Med, 357：874-884, 2007
155） Cooper DJ, et al：Albumin resuscitation for traumatic brain injury：is intracranial hypertension the cause of increased mortality? J Neurotrauma, 30：512-518, 2013
156） Finfer S, et al：Impact of albumin compared to saline on organ function and mortality of patients with severe sepsis. Intensive Care Med, 37：86-96, 2011
157） Finfer S, et al：Effect of baseline serum albumin concentration on outcome of resuscitation with albumin or saline in patients in intensive care units：analysis of data from the saline versus albumin fluid evaluation（SAFE）study. BMJ 2006; 333：1044
158） Brunkhorst FM, et al：Intensive insulin therapy and pentastarch resuscitation in severe sepsis. N Engl J Med, 358：125-139, 2008
159） Finfer S, et al：Resuscitation fluid use in critically ill adults：an international cross-sectional study in 391 intensive care units. Crit

136) Santi M, et al : The great fluid debate : saline or so-called "balanced" salt solutions? Italian J Pediatrics, 41 : 47-51, 2015
137) Myburgh JA & Mythen MG : Resuscitation fluids. N Engl J Med, 369 : 1243-1251, 2013
138) Miller DJ : Sydney Ringer; physiological saline, calcium and the contraction of the heart. J Physiol, 555 : 585-587, 2004
139) Sydney R : A further Contribution regarding the influence of the different Constituents of the Blood on the Contraction of the Heart. J Physiol, 4 : 29-42, 1883
140) Reddy S, et al : Crystalloid fluid therapy. Crit Care, 20 : 59-67, 2016
141) Thongprayoon C, et al : Chloride alterations in hospitalized patients : Prevalence and outcome significance. PLoS One, 12 : e0174430, 2017
142) Guidet B, et al : A balanced view of balanced solutions. Crit Care, 325, 2010. Published online 2010 Oct 21. doi : 10. 1186/cc9230
143) Rehm M & Finsterer U : Treating intraoperative hyperchloremic acidosis with sodium bicarbonate or tris-hydroxymethyl aminomethane : a randomized prospective study. Anesth Analg, 96 : 1201-1208, 2003
144) Boldt J, et al : Are lactated Ringer's solution and normal saline solution equal with regard to coagulation? Anesth Analg, 94 : 378-384, 2002
145) Boldt J, et al : The influence of a balanced volume replacement concept on inflammation, endothelial activation, and kidney integrity in elderly cardiac surgery patients. Intensive Care Med, 35 : 462-470, 2009
146) Boldt J, et al : A new plasma-adapted hydroxyethylstarch preparation : in vitro coagulation studies using thrombelastography and whole blood aggregometry. Anesth Analg, 104 : 425-430, 2007
147) Waters JH, et al : Normal saline versus lactated Ringer's solution for intraoperative fluid management in patients undergoing abdominal aortic aneurysm repair : an outcome study. Anesth Analg, 93 : 817-822, 2001

Clin Invest, 71：726-735, 1983
124) Kotchen TA, et al：Effect of chloride on renin and blood pressure responses to sodium chloride. Ann Intern Med, 98：817-822, 1983
125) Wilkes NJ, et al：The effects of balanced versus saline-based hetastarch and crystalloid solutions on acid-base and electrolyte status and gastric mucosal perfusion in elderly surgical patients. Anesth Analg, 93：811-816, 2001
126) Lobo DN, et al：Effect of salt and water balance on recovery of gastrointestinal function after elective colonic resection：a randomised controlled trial. Lancet, 359：1812-1818, 2002
127) Brandstrup B, et al：Effects of intravenous fluid restriction on postoperative complications：Comparison of two perioperative fluid regimens. Ann Surg, 238, 641-648, 2003
128) Wilmore DW & Kehlet H：Management of patients in fast track surgery. BMJ, 322：473-476, 2001
129) Cotton BA, et al：The cellular, metabolic, and systemic consequences of aggressive fluid resuscitation strategies. Shock, 26, 115-121, 2006
130) Rhee P, et al：Human neutrophil activation and increased adhesion by various resuscitation fluids. Crit Care Med, 28, 74-78, 2000
131) Horton JW, et al：Hypertonic saline dextran after burn injury decreases inflammatory cytokine responses to subsequent pneumonia-related sepsis. Am J Physiol Heart Circ Physiol, 290：H1642-1650, 2006
132) Healey MA, et al：Lactated ringer's is superior to normal saline in a model of massive hemorrhage and resuscitation. J Trauma, 45：894-899, 1998
133) Wakim KG："Normal" 0.9 per cent salt solution is neither "normal" nor physiological. JAMA, 214：1710, 1970
134) Churton T：A case of the scirrhus of pylorus, with excessive vomiting; repeated intravenous injections of saline solution; remarks. Lancet, 620-621, 1888
135) Reddi BA：Why is saline so acidic (and does it really matter?). Int J Med Sci, 10：747-750, 2013

Serum with reference to the Composition of "Physiological Saline Solution" in Mammals. J Physiol, 20 : 145-57, 1896

111) Hamburger HJ : A discourse on permeability in physiology and pathology. Lancet, 198 : 1039-1045, 1921

112) Yunos NM, et al : Bench-to-bedside review : Chloride in critical illness. Crit Care, 14 : 226-235, 2010

113) Odaira T : The influence of some neutral salt solution, intravenously administered, on the reserve alkali of the blood. Tohoku J Exp Med, 4 : 523-526, 1923

114) Shires GT & Holman J : Dilution acidosis. Ann Intern Med, 28 : 557-559, 1948

115) Matas R : The continued intravenous "drip" : with remarks on the value of continued gastric drainage and irrigation by nasal intubation with a gastroduodenal tube (jutte) in surgical practice. Ann Surg, 79 : 643-661, 1924

116) McFarlane C & Lee A : A comparison of Plasmalyte 148 and 0.9% saline for intra-operative fluid replacement. Anesthesiology, 49 : 779-781, 1994

117) Scheingraber S, et al : Rapid saline infusion produces hyperchloremic acidosis in patients undergoing gynecologic surgery. Anesthesiology, 90 : 1265-1270, 1999

118) Waters JH, et al : Cause of metabolic acidosis in prolonged surgery. Crit Care Med, 27 : 2142-2146, 1999

119) Reid F, et al : (Ab) normal saline and physiological Hartmann's solution : a randomized double-blind crossover study. Clin Sci, 104 : 17-24, 2003

120) Williams EL, et al : The effect of intravenous lactated Ringer's solution versus 0.9% sodium chloride solution on serum osmolality in human volunteers. Anesth Analg, 88 : 999-1003, 1999

121) Li H, et al : 0.9% saline is neither normal nor physiological. J Zhejiang Univ Sci B, 17 : 181-187, 2016

122) Stewart PA : Modern quantitative acid-base chemistry. Can J Physiol Pharmacol, 61 : 1444-1461, 1983

123) Wilcox CS : Regulation of renal blood flow by plasma chloride. J

97）Cosnett JE：Dr. William Brooke O'Shaughnessy. The Old Limerick J, 29：13-16, 1992
98）MacGillivray N：Dr Thomas Latta：the father of intravenous infusion therapy. Jounal of Infection Prevention, 10（Suppl 1）：s3-s6, 2009
99）McGrew RE：The first Russian cholera epidemic：themes and opportunities. Bulletin of the history of Medicine, 36：229, 1962
100）Bent Friis-Hansen：Salt and water therapy. History of Pediatrics 1850-1950. Nestle Nutrition Workshop Series, vol. 22 Nestec Ltd., Vevery/Raven Press, Ltd., New York 1991
101）O'Shaughnessey WB：Proposal of a new method of treating the blue epidemic cholera by the injection of highly-oxygenated salts into the venous system. Lancet, 1：366-371, 1831
102）Masson AH：Latta--pioneer in saline infusion. Brit J Anesth, 43：681-686, 1971
103）Ferrie J：The first use of intravenous saline for the treatment of disease. Int J Epidemiol, 43：387-390, 2013
104）Latta T："Malignant cholera." Documents communicated by the Central Board of Health, London, relative to the treatment of cholera by the copious injection of aqueous and saline fluids into the veins." Lancet, 2：274-277, 1832
105）Latta T：Saline venous injection in case of malignant cholera, performed while in the vapour-bath.（Letter）., Lancet, 2：208-209, 1932
106）Lewins R：Injection of saline solutions in extraordinary quantities into the veins of malignant cholera. Lancet, 2：243-244, 1832
107）Jennings CE：The intra-venous injection of fluid for several haemorrhage. The Lancet, 120：436-437, 1882
108）Pye-Smith RJ：Sheffield Public Hospital and Dispensary：five cases of intravenous injection of saline fluid for haemorrhage and collapse. Lancet, 139：913-915, 1898
109）Thomas WT：Injection of saline solution in shock. Lancet, 152：1390-1391, 1898
110）Lazarus-Barlow WS：On the Initial Rate of Osmosis of Blood-

http://www.accord3.com/docs/GM-Pesticides/team/Doug%20 Wilmore%20cv.pdf
84) Banting FG：An Address on Diabetes and Insulin：Being The Nobel Lecture Delivered at Stockholm on September 15th, 1925. Can Med Assoc J, 16：221-232, 1926
85) 渡辺寛人：メイラード反応を阻害する成分の探策．浦上財団研究報告書，21：71-77，2014
86) 小原正美，他：アミノ酸の製造について．有機合成化学協会誌通期合成化学，20：676-687，1962
87) Ruberg RL, et al：Hypophosphatemia with hypophosphaturia in hyperalimentation. Surg Forum, 22：87-88, 1971
88) Wilmore DW & Dudrick SJ：Growth and development of an infant receiving all nutrients exclusively by vein. JAMA, 203：860-864, 1968
89) Schnitker MA, et al：A clinical study of malnutrition in Japanese prisoners of war. Ann Intern Med, 35：69-96, 1951
90) Stanga Z, et al：Nutrition in clinical practice-the refeeding syndrome：illustrative cases and guidelines for prevention and treatment. Eur J Clin Nutr, 62：687-694, 2008
91) Crook MA, et al：The importance of the refeeding syndrome. Nutrition, 17：632-637, 2001
92) 中屋豊，他：リフィーデイング症候群．四国医学雑誌，68：23-28, 2012
93) Doig GS, et al：Restricted versus continued standard caloric intake during the management of refeeding syndrome in critically ill adults：a randomised, parallel-group, multicentre, single-blind controlled trial. Lancet Respir Med, 3：943-952, 2015
94) Awad S, et al：The history of 0.9% saline. Clinical Nutrition, 27：179-188, 2008
95) MacGillivray N：Sir William Brooke O'Shaughnessy (1808-1889), MD, FRS, LRCS Ed：Chemical pathologist, pharmacologist and pioneer in electric telegraphy. J Med Biogr, 25：1796-1833, 2017
96) Foëx BA：How the cholera epidemic of 1831 resulted in a new technique for fluid resuscitation. Emerg Med J, 20：316-318, 2003

ciency. Am J Med Sci, 196：642-647, 1938
70）Thompson WD. et al：Use of lyophile plasma in correction of hypoproteinemia and prevention of wound disruption. Arch Surg, 36：509-518, 1938
71）Rhoads JE：The problem of nutrition in patients with gastric lesions requiring surgery. Western J Surg Gynec Obstet, 51：229-233, 1943
72）Rhoads JE, et al：The use of diuretics as an adjunct in parenteral hyperalimentation for surgical patients with prolonged disability of the gastrointestinal tract. Bull Soc Int Chir, 24：59-70, 1965
73）Taylor RW & Palagiri AV：Central venous catheterization. Crit Care Med, 35：1390-1396, 2007
74）Aubaniac R：Subclavian intravenous injection; advantages and technic. Press Med, 60：1456, 1952
75）Seldinger SI：Catheter replacement of the needle in percutaneous arteriography; a new technique. Acta Radiol, 39：368-376, 1953
76）Dudrick SJ, et al：Total intravenous feeding and growth in puppies. Fed Proc, 25：481, 1966
77）Dudrick SJ, et al：Long-term total parenteral nutrition with growth, development, and positive nitrogen balance. Surgery, 64：134-142, 1968
78）Heyland DK, et al：Should immunonutrition become routine in critically ill patients? A systematic review of the evidence. JAMA, 286：944-953, 2001
79）Dudrick SJ：The relationship of cardinal virtues and philosophy to research success. 第30回日本静脈経腸栄養学会学術集会・葛西森夫記念講演，2015
80）Ehrlich R：Technique for microscopic count of microorganisms directly on membrane filters. J Bacteriol, 70：265-268, 1955
81）Richards OW & Krabek WB：Visibilizing microorganisms on membrane filter surface. J Bacteriol, 67：613, 1954
82）Wilmore DW & Dudrick SJ：An in-line filter for intravenous solutions. Arch Surg, 99：462-463, 1969
83）Accord3.0ホームページ

56）Stahel PF, et al：“Metabolic staging” after major trauma - a guide for clinical decision making? Scand J Trauma Resusc Emerg Med, 18：34-36, 2010
57）Cuthbertson DP：Post-shock metabolic response. Lancet, 239：433-437, 1942
58）Cuthbertson DP：The metabolic response to injury and other related explorations in the field of protein metabolism：an autobiographical account. Scott Med, 27：158-171, 1982
59）Cuthbertson DP, et al：Post-shock metabolic response. 1942. Nutr Hosp, 16：175-182, 2001
60）Moore FD：Bodily changes in surgical convalescence. I. The normal sequence observations and interpretations. Ann Surg, 137：289-315, 1953
61）Moore FD：Edward Delos Churchill：1895-1972. Ann Surg, 177：507-508, 1973
62）長谷部正治：古典的な生体反応の推移の分類.「キーワードでわかる臨床栄養―栄養で治す！基礎から実践まで」（大熊利忠，他/編），羊土社，2011
63）Browne JSL, et al：Protein metabolism in acute and chronic disease and the relation of protein metabolism to the excretion of gluco-corticoids.「Proceedings of the First Clinical ACTH Conference」（More JR, ed）, p108, The Blakiston Company, 1950
64）Selye H：Stress and the general adaptation syndrome. Br Med J, 4667：1383-1392, 1950
65）Gramlich L, et al：Does enteral nutrition compared to parenteral nutrition result in better outcomes in critically ill adult patients? A systematic review of the literature. Nutrition, 20：843-848, 2004
66）Casaer MP, et al：Early versus late parenteral nutrition in critically ill adults. N Engl J Med, 365：506-517, 2011
67）Barker CF：Jonathan Rhoads, MD 1907-2002. Ann Surg, 235：740-744, 2002
68）Ravdin IS & Rhoads JE：Regional ileitis and fibroplastic appendicitis. Ann Surg, 106：394-406, 1937
69）Rhoads JE：Peritoneal lavage in the treatment of renal insuffi-

progress of surgery：a study and translations from his book Al-Taisir. Saudi Med J, 26：1333-1339, 2005
42）「心臓の動きと血液の流れ」（ウィリアム・ハーヴィ/著，岩間吉也/訳），講談社，2005
43）小越章平：静脈栄養の歴史．日本臨床，59（増刊号5）：3-6，2001
44）「Chirurgia infusoria」（Major JD），1667
45）Betcher AM：The Wood-Library Museum of Anesthesiology：Historical development of the Library-Museum. Anesthesiology, 22：618-632, 1961
46）Wood Library-Museum of Anesthesiologyホームページ「PAUL WOOD, MD. 1894-1963」
https：//woodlibrarymuseum.org/wood/
47）Latta T：Saline venous injection in cases of malignant cholera, performed while in the vapour-bath. Lancet, 19：208-209, 1832
48）Janakan G. & Ellis H：Dr Thomas Aitchison Latta（c1796-1833）：pioneer of intravenous fluid replacement in the treatment of cholera. J Med Biogr, 21：70-74, 2013.
49）Schuberth O, & Wretlind A：[Experiences with intravenous fat emulsions]. Langenbecks Arch Klin Chir Ver Dtsch Z Chir. 287：486-489, 1957
50）Hallberg D, et al：Fat emulsions for complete intravenous nutrition. Postgrad Med, 43：307-316, 1967
51）「Exercitatio anatomica de motu cordis et sanguinis in animalibus」（Harvey W, et al/author）, Guilielmi Fitzeri, 1628
52）Wilmore DW：From Cuthbertson to fast-track surgery：70 years of progress in reducing stress in surgical patients. Ann Surg, 236：643-648, 2002
53）Cuthbertson DP：The influence of prolonged muscular rest on metabolism. Biochem J, 23：1328-1345, 1929
54）Cuthbertson DP：The disturbance of metabolism produced by bony and non-bony injury, with notes on certain abnormal conditions of bone. Biochem, 24：1244-1263, 1930
55）Cuthbertson DP：Observations on the disturbance of metabolism produced by injury to the limbs. Quart J Med. 25：233-246, 1932

26）大熊利忠，他：われわれの処方した成分栄養の臨床経験．臨床外科，34：547-553，1979
27）大熊利忠，他：成分栄養法による食道癌術前術後の栄養管理．日本消化器外科学会誌，13：159-164，1980
28）岡田正，他：高カロリー輸液中にみられた亜鉛欠乏症．医学のあゆみ，92：436-442，1975
29）井上吉弘，他：特発性食道破裂の二治験例．臨床と研究，56：853-856，1979
30）小越章平：成分栄養法に関する研究．日本消化器外科学会誌，18：851-858，1985
31）岡村健二，他：空腸栄養ろう専用チューブの開発と使用経験．外科と代謝栄養，25：418-426，1991
32）大熊利忠，他：慢性炎症性腸疾患および食道癌術前術後症例に対する成分栄養ED-ACの臨床経験．薬理と治療，7：3051-3070，1979
33）大熊利忠，他：EDによる慢性炎症性腸疾患及び消化管ろう孔の治療．JJPEN，13：255-259，1979
34）松尾勇，他：クローン病合併妊娠の1月例．日本産婦人科学会雑誌，38：616-619，1986
35）岡村健二，他：成分栄養による乳び胸の栄養管理．術後代謝研究会誌，14：297-301，1980
36）成田久季，他：成分栄養法によるcolon preparation．JJPEN，2：421-425，1980
37）Barbul A：Arginine：biochemistry, physiology, and therapeutic implications. JPEN, 10：227-238, 1986
38）Chow O & Barbul A：Immunonutrition：Role in Wound Healing and Tissue Regeneration. Adv Wound Care (New Rochelle), 3：46-53, 2014
39）Heyland DK & Novak F：Immunonutrition in the critically ill patient：more harm than good? JPEN, 25：S51-55, 2001
40）Matas R：The continued intravenous "drip"：with remarks on the value of continued gastric drainage and irrigation by nasal intubation with a gastroduodenal tube (jutte) in surgical practice. Ann Surg, 79：643-661, 1924
41）Abdel-Halim RE：Contributions of Ibn Zuhr (Avenzoar) to the

sojejunal decompression after gastrectomy for gastric cancer. Br J Surg, 95：809-816, 2008.
15）Wilmore DW & Kehlet H：Management of patients in fast track surgery. BMJ, 333：473-476, 2001
16）Rose WC：Feeding experiments with mixtures of highly purified amino acids：Ⅰ. The inadequacy of diets containing nineteen amino acids. J Biol Chem, 94：155-165, 1931
17）MacCoy RH, et al：Feeding experiments with mixtures of highly purified amino acids：Ⅷ. Isolation and identification of a new essential amino acid. J Biol Chem, 112：283-302, 1935
18）Rose WC：The sequence of events leading to the establishment of the amino acid needs of man. American Journal of Public Health, 58：2020-2027, 1968
19）Greenstein JP, et al：Quantitative nutritional studies with water-soluble, chemically defined diets. I. Growth, reproduction and lactation in rats. Arch Biochem Biophys, 72：396-416, 1957
20）千畑一郎，他：Chemically Defined Dietについて．栄養と食糧，27：363-374，1974
21）Sugimura T, et al：Quantitative nutritional studies with water-soluble, chemically defined diets. VII. Nitrogen balance in normal and tumor-bearing rats following forced feeding. Arch Biochem Biophys, 81：439-447, 1959
22）Sugimura T, et al：Quantitative nutritional studies with water-soluble, chemically defined diets. VIII. The forced feeding of diets each lacking in one essential amino acid. Arch Biochem Biophys, 81：448-455, 1959
23）Sugimura T, et al：Quantitative nutritional studies with water-soluble, chemically defined diets. IX. Further studies on d-glucosamine containing diets. Arch Biochem Biophys, 83：521-527, 1959
24）味の素ホームページ「味の素グループの100年」
https：//www.ajinomoto.com/jp/aboutus/history/story/
25）小原正美，他：アミノ酸の製造について．有機合成化学協会誌，20：676-687，1962

参考文献

1）大熊利忠：NSTと診療報酬．小児外科，39：752-756，2007
2）「臨床栄養と我が人生」（大熊利忠/著），熊日出版，2017
3）Vassilyadi F, et al：Hallmarks in the history of enteral and parenteral nutrition：from antiquity to the 20th century. Nutr Clin Pract, 28：209-217, 2013
4）Randall HT：Sixth annual Jonathan E. Rhoads lecture. Enteral nutrition：tube feeding in acute and chronic illness. JPEN, 8：113-136, 1984
5）Rhoads JE：The absorption of protein split products from chronic isolated colon loops. Am J Physiol, 125：707-712, 1939
6）Skiadas PK & Lascaratos JG：Dietetics in ancient Greek philosophy：Plato's concepts of healthy diet. Eur J Clin Nutr, 55：532-537, 2001
7）Liyanage T, et al：Effects of the Mediterranean Diet on Cardiovascular Outcomes-A Systematic Review and Meta-Analysis. PLoS One. 2016 Aug 10；11(8)：e0159252. doi：10. 1371/journal. pone. 0159252. eCollection 2016
8）「実験医学序説」（クロード・ベルナール/著，三浦岱栄/訳），岩波書店，2015
9）Ryan JA Jr & Page CP：Intrajejunal feeding：development and current status. JPEN, 8：187-198, 1984
10）Omori Y：Recent progress in safety evaluation studies on plasticizers and plastics and their controlled use in Japan. Environ Health Perspect, 17：203-209, 1976
11）Braun JM, et al：Phthalate exposure and children's health. Curr Opin Pediatr, 25：247-254, 2013
12）Rose RJ, et al：The effect of temperature on di(2-ethylhexyl) phthalate leaching from PVC infusion sets exposed to lipid emulsions. Anaesthesia, 67：514-520, 2012
13）Gauderer MW, et al：Gastrostomy without laparotomy：a percutaneous endoscopic technique. J Pediatr Surg, 15：872-875, 1980
14）Yang Z, et al：Meta-analysis of the need for nasogastric or na-

や行

ら行

わ行

は行

ま行

さ行

た行

な行

人名索引

あ行

か行

謹告

本書に記載されている診断法・治療法に関しては，発行時点における最新の情報に基づき，正確を期するよう，著者ならびに出版社はそれぞれ最善の努力を払っております．しかし，医学，医療の進歩により，記載された内容が正確かつ完全ではなくなる場合もございます．

したがって，実際の診断法・治療法で，熟知していない，あるいは汎用されていない新薬をはじめとする医薬品の使用，検査の実施および判読にあたっては，まず医薬品添付文書や機器および試薬の説明書で確認され，また診療技術に関しては十分考慮されたうえで，常に細心の注意を払われるようお願いいたします．

本書記載の診断法・治療法・医薬品・検査法・疾患への適応などが，その後の医学研究ならびに医療の進歩により本書発行後に変更された場合，その診断法・治療法・医薬品・検査法・疾患への適応などによる不測の事故に対して，著者ならびに出版社はその責を負いかねますのでご了承ください．

臨床栄養全史（りんしょうえいようぜんし）

栄養療法（えいようりょうほう）の面白（おもしろ）さがみえる、深（ふか）まる

2019年 3月 1日　第1刷発行

著　者　大熊利忠（おおくまとしただ）
発行人　一戸裕子
発行所　株式会社　羊　土　社
〒101-0052
東京都千代田区神田小川町 2-5-1
TEL　03（5282）1211
FAX　03（5282）1212
E-mail　eigyo@yodosha.co.jp
URL　www.yodosha.co.jp/
装　幀　辻中浩一，小池万友美（ウフ）
印刷所　日経印刷株式会社

ISBN978-4-7581-0906-2